自分自身を尊重する。
そして、最終的な性の自立へと
あなたの物語が動き出す――

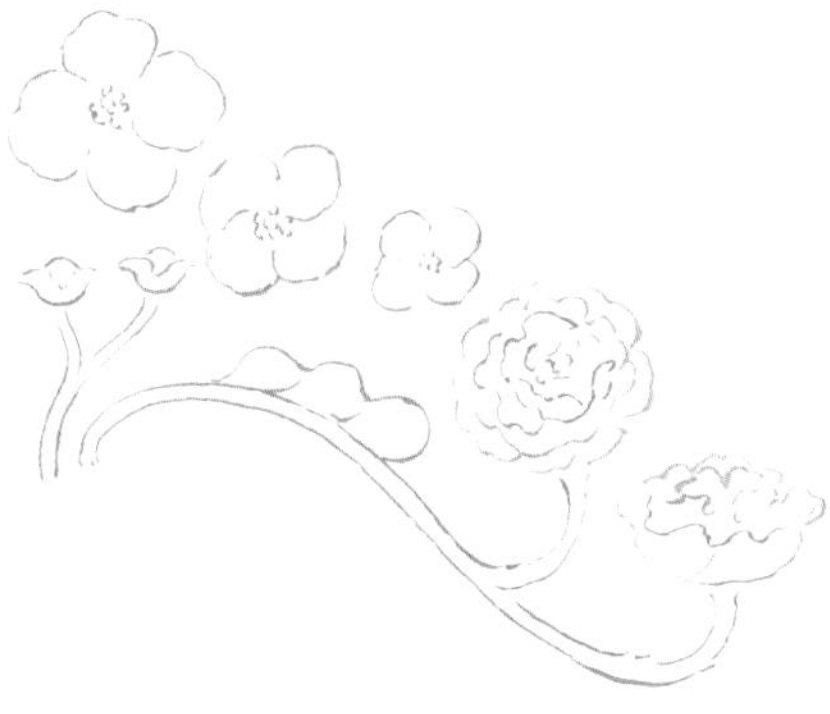

Prologue

女性としての大切な役割を備えた、あなたのからだ。
そのありのままで性を祝福されることから、
「私のからだの物語」を紡いでほしい。

いままでこの国では、性に関することは、恥ずかしいもの、
隠すものとしてとらえられてきました。

そのため、この国の女性は、女性の複雑なからだのこと、
腟《ちつ》まわりのことも含めて、「女性であることをありのまま
肯定できている」という人がとても少ないのです。

あなたは「感じる」ことに罪悪感をもっていませんか？
自分のからだを「自分ごと」として見ていますか？
自分のからだを理解して、ちゃんとケアしていますか？

何より自分のことはあとまわしにして、
家族や他人を優先し、がんばりすぎていませんか？

あなたは、他に替えのきかない、かけがえのない存在です。
だからこそ、自分のこころとからだのことをよく知って、
そのからだに触れましょう。

「感じたい」と思う気持ちにフタをしないで、
何かにとらわれたり、我慢することなく、慈しむ。

これからは、自分自身を尊重する人生に。

これは、あなたが一生つき合う、
「あなたのからだの物語」なのです。

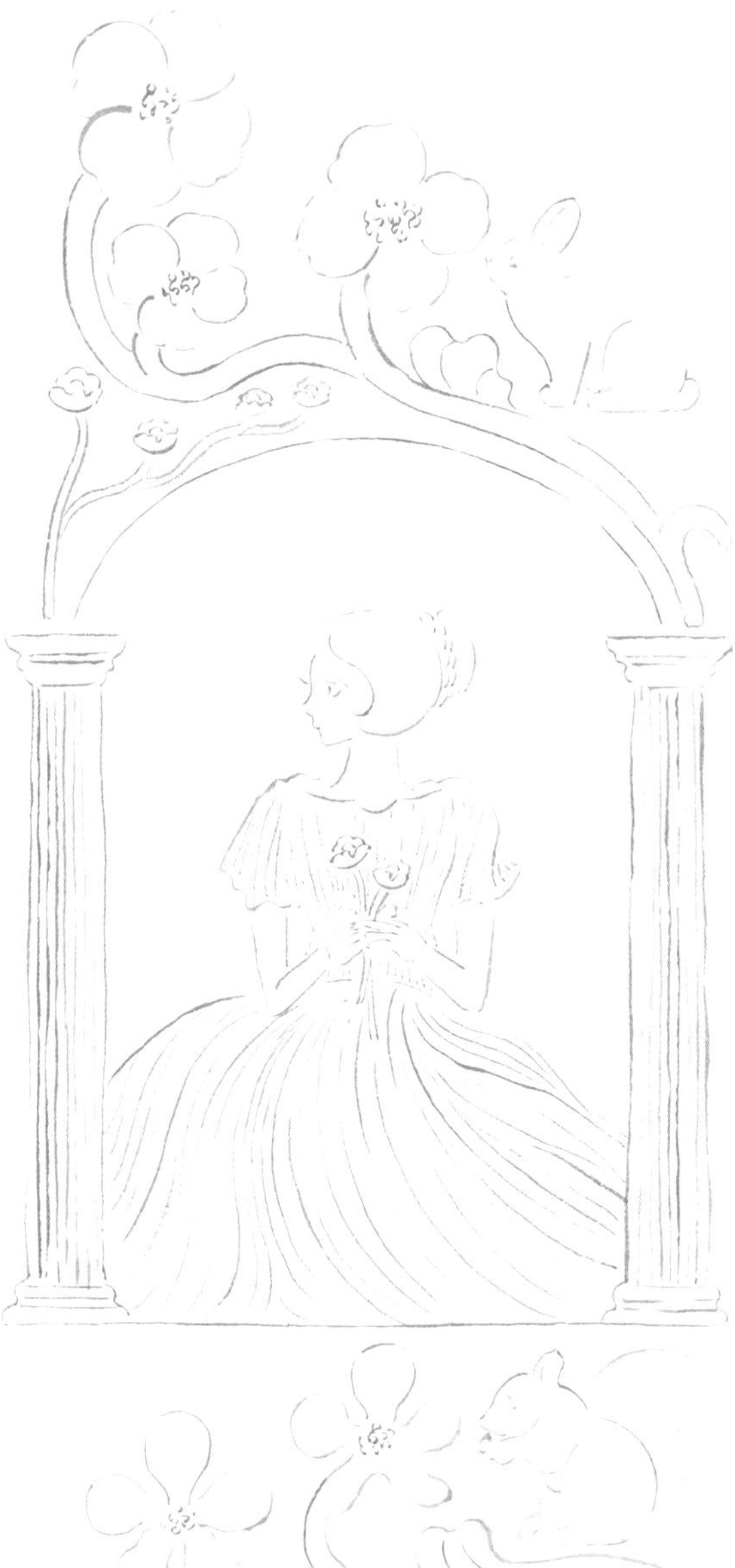

私のからだの物語

Contents

2章 フェイクのない性 感じるからだ

青年期［18歳〜40代前半くらい］

3章　ゆらぐからだとこころ　「次なる性」のはじまり

更年期［40代～50代後半くらい］

4章　健康寿命をのばす　こころの解放のとき

老年期［60歳以降］

1章

My story

性教育のはじまり

自尊心を育てる

幼少期〜思春期

[3歳〜18歳くらい]

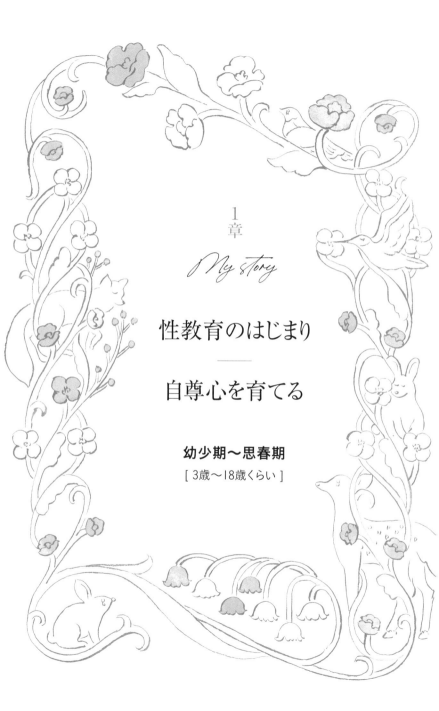

ものごころがつく3歳くらいから10歳くらいまでを幼少期、第二次性徴のはじまる11歳くらいから18歳くらいを思春期と呼んでいます。幼少期は性を育てはじめる大事な時期。そして初潮を迎え、大人へと変化していく思春期は不安定な時期でもありますから、女性のからだの知識をしっかり身につけてほしいと思います。

Atsuko's Message

性を肯定して、幸せの連鎖へ
──女性性を育て直す

人間には本来、食欲・睡眠欲と並び、性欲という本能が備わっているものです。けれど日本ではその性について女性が積極的になることは、イコール「はしたないこと」という、タブーを刷り込まれてきた風潮があり、いまだ根強く残っていると感じます。長い間、セックスを恥ずかしいこと、よくないことと刷り込まれてきた歴史があり、いまもその恥ずかしいという意識が、こころの奥底に下敷きになっているように思います。また、正しい知識を十分に教わる機会がないままに大人になってしまうことも、大きな問題ではないでしょうか。

月経や排泄、出産に関わり、また性欲に直結し、化学反応を経て快感を得る膣まわりは、女性のからだに標準装備された、肺や腸や心臓と同じ、人類にとって、大事な大事な「臓器」です。

にもかかわらず、性のこと、膣まわりにまつわる出来事はすべてブラックボックスに閉じ込められたまま、「隠しておきたいこと」として、女性としての物語がはじまった……という人は少なくないと思うのです。

女性性を受容できるか、あるいは否定してしまうか。その分かれ道は、「女性性の源」である、女性器（膣まわり）に対して、最初に植えつけられるイメージがどうだったのかで決まる、と私は考えています。

成長過程で刻まれた、性へのトラウマ。たとえば親や先生から、膣まわりについて、「汚いところ」とか、「触ったりするのはいやらしい」と言われただけでも、幼い、やわらかいこころに芽生えた女性性は否定され、傷ついてしまうでしょう。ましてや、性被害のような出来事に遭った人は、さらに深いこころの傷を抱えることになります。

この性のはじまりの時期、幼少期〜思春期に、女性性を否定され、タブー視されることによって、無意識のうちに性に対して罪悪感、嫌悪感をもつようになり、女性性は閉ざされてしまうのです。すると、こころの内側では、「自尊心」が上手く育たなくなる……という弊害が起こることまで、ご存知でしょうか？

なぜなら、「女性性を閉ざす」ということは、イコール「女性である自分を否定する」ということだから。

それは、さらに自信喪失にも繋がって、自己肯定感をもてないまま、大人になってしまうのです。

本来の性のあり方とは、男女ともに自然とあふれ出る愛情、それぞれのエネルギー（生命力）の融合によるものです。

しかしながら性が閉ざされていれば、当然のことながら、女性としてセックスを楽しむこと自体、難しくなってしまいます。パートナーに対しても受け身になり、何かトラブルがあっても、我慢をするだけだったり、「感じているフリ」をしたり、ましてや「こうしてほしい」とはとても言えなかったり。

「セックスなんて」と思われるかもしれませんが、性の意識が閉じたまま大人になると、自由な生き方そのものが難しくなってしまう、とも言えるでしょう。

すべての女性にとって大切なのは、「女性であることに喜びをもつ扉」から、自分の人生という物語をはじめることです。

「性」は生命力を湧き立たせ、自由なこころをもてるようにしてくれるもの。

幼少期には性を肯定され、初潮を迎える思春期のころには性の変化を肯定的に受け入れて、気に入った相手に恋をする。こころや気持ちが育つときには、同時に、からだのしくみを受け入れていることが欠かせません。

たとえば素敵な男の子を見て、胸や子宮のあたりがきゅんとすること。すると膣からは粘液が出て「感じるからだ」となり、オーガズムを得る準備が整う、ということ。

女性のからだに起こるそれらすべての化学反応について、「ごく当たり前の、自然なしくみ」と受け入れることができていてこそ、女性としての喜びの扉、自由に生きる扉は、次々と開かれていきます。

「それじゃあ、私はもう手遅れかも」「いまさら、もうムリ……」そう思った方は、決して少なくないことでしょう。「私は親から、そんなふうに性を学んでこなかった」と、悲しい、切ない記憶があるという人もいるかもしれません。望まない行為で傷つけられた体験を、人知れず抱えている人もいるかもしれません。とくに、性を抑圧されがちなこの国では、なおのこと。

でも、大丈夫。たとえあなたの年齢がいくつであったとしても、あきらめてほしくないのです。いつからでも、いまからでも、その物語を書きかえることはできるのです。

そのためにもまずは、「誕生〜幼少期〜思春期」の「物語」について、流れを遡《さかのぼ》っていきましょう。本書を通じてもう一度、一緒に、「性の育て直し」をしていきましょう。

あなたは本来、女性としてその女性性を祝福されるべき存在なのですから。

また、娘をもつ母であるという人。

これから、またはいつか母になるかもしれない、という人も、

「女の子の性は祝福されるべきものであって、隠さずに肯定してあげていいんだ」

ということを知ってほしい。そして、膣まわりに起こる作用をひとつずつ、丁寧に教えていくこと。

女性として生まれてきたからには、性の大切さをまた女性へと、繋いでいく役割があります。

そして女性の閉ざされた性の歴史を、今度は幸せの連鎖として、次世代へと紡いでいきましょう。

女性のからだの複雑なしくみを知り、自分のからだの中でどのように快感が生まれるか、ということについてもこころえておく必要があります。

女性の「性」への意識、とらえ方が変わり、自分を大事にする気持ちが備わっていけば、この国の社会は変わる。私は本気で、そう信じているのです。

『ここは私のとっても大事なところ』

――性感帯を教えるフランスの「手遊び歌」

かつて私が植物療法（フィトテラピー）を学んだフランスは、日本に比べると、はるかに性が成熟している国でした。

とくに驚いたのは、幼いときから、「からだの感じる部分＝センシュアルライン」を教える手遊び歌がある、ということ。

日本にも『一本橋こちょこちょ』という赤ちゃん向けの手遊び歌があって、「たたいてつねって、階段のぼってこちょこちょ」と、脇の下をくすぐりますよね。

けれどフランスの「手遊び歌」は、脇の下だけでは終わらないのです。「丘をのぼってこちょこちょ～」などと歌いながら、首のまわりや胸のまわり、おしりや膣のあたりまで、お母さんはやさしく触れていきます。

「触れられて〝くすぐったい〟と感じることは、からだの反応として、とても大切なことなのよ」

「その場所は、あなたにとってとても大事で、愛おしいところなの」

と、まだ2～3歳の幼いころに、遊びながら教えてあげる、性教育のひとつなのです（女の子の場合、性的な気持ちよさを覚える年齢は、大体2～3歳と言われています）。

「お顔もお尻もお腹も、とってもやわらかいね。なんて可愛いの。あなたが大好きよ」

フランスのお母さんたちは、そんなふうに声をかけながら、やさしく娘のからだに触れながら、くすぐったさにケタケタ笑いだすわが子に祝福をもって、性のはじまりを教えてあげるのです。

大人でも、触れるか、触れないかの感触ですーっと腕をなぞられると、「うわー、ゾクゾクする！」となりませんか？　そうした反応があるのは、「あなたはちゃんと、〝感じるからだ〟をもっているよ」ということなのです。

フランスの性教育は、さらに進んでいます。

「ここ（膣まわり）は触れると気持ちがいいよね」と声かけすると同時に、こんなふうにも伝えるそうです。

「触っていると安心して、眠たくなるよね。そうやって、よく眠っていいのよ。でもね、触るときには、お手々はきれいに洗っておいてね。ここは、あなたが生まれてきた、一番大切なところだから、簡単に人に見せたり、触らせたりしちゃ駄目なのよ。ここは女の子にとって、一番大切に扱ってあげる場所なの」

性のはじまりには、タブーを押しつけないこと。

それが本当に重要です。

女性であることを最初から受け入れることができた女の子は、自分のからだを大切に、そこから堂々と生きていくことでしょう。フランスでは、いくつになっても恋を楽しむ女性が多いことも、なるほどとうなずけるのではないでしょうか。

それは、肯定された性教育によって、女性性が受容されている、という事実にほかなりません。

『おまたをさわったらいけないの？』

――小さい子どもに性を否定しない

文化の違い、といってしまえばそれまでですが、私たちの国・日本は性をタブー視する歴史が長く続きました。

ありがたいことに、前著『潤うからだ』（小社刊）の２０１７年の出版以降、ようやくメディアなどで「膣ケア」という言葉を見かけるようになりましたが、それもここ最近のこと。こころから楽しめるほどオープンになるにはまだ道半ばで、性に対して抑圧を感じている女性は、まだまだたくさんいる、というのが現状です。

私は、全国各地でのセミナーやイベントなどで、多くの女性たちの性に関する悩みを聞いてきました。そうしたときによく聞かれるのが、「幼児期にお昼寝をしながら膣まわりを触っていたら、母親からぴしゃりと手を叩《たた》かれ、きつく叱《しか》られた」という声。中には涙をこぼしながら、そのことがトラウマとなり、性に対してオープンになれなくなった、と語る方もいらっしゃいます。こうした話を聞くにつけ、日本の女性たちの性がいかに抑圧されてきたのか、いつも考えさせられてしまうのです。

性別にかかわらず、多くの子どもは、保育園や幼稚園に通うくらいの年ごろで、「性器に触ると気持ちいい」という感覚を覚えます。

たとえば、保育園にはお昼寝の時間がありますが、女の子の中には、横になりながら膣まわりを触りはじめるようになる子がいます。もちろん、その行為自体は、性的な快感を求めるものではありません。人間には、「性器を触ると安心する」という性質があるので、膣まわりに触れることでこころが落ち着き、入眠しやすくなるためです。

しかし、日本では、昔から「指しゃぶりと自慰行為は、親の愛情が足りない」などという間違った情報がまことしやかに広まっています。だからこそ余計に、お母さんも園の先生も、子どもが膣まわりを触るのを見つけると、必死でやめさせようとするのかもしれません。

幼稚園や保育園で（家庭でも）、性器を触りながらお昼寝をする子を見ると、「お母さん、〇〇ちゃんに自慰行為がはじまりましたので、やめさせてください」と注意をされたり、「そんなところ触ったら、恥ずかしいのよ！」「汚いからやめなさい！」と、直接叱られたり。

普段はやさしい先生やお母さんに、怖い顔で叱られた子どもたちは、

「膣まわりを見たり触ったりするのは悪いこと」

「膣まわりは汚い場所なんだ」

と、まだやわらかいこころに、あっという間にタブーとして刷り込まれてし

まいます。

子どもが自分の膣まわりを触っているのを見かけたときは、否定するのではなく、

「触ったらどんな感じがしたかな？　ふわふわしていて気持ちいいよね。そこはとても大事なところなのよ」

と、フランスのお母さんたちの言葉かけを参考に、まずはやさしく肯定してあげましょう。

そして、大切な場所だということをきちんと伝え、決して強い言葉で否定しないようにしてほしいと思います。

『膣を見るのはドキドキする』

――子どもと一緒に学ぶからだの話

いまお子さんがいる方は、子どもが4〜5歳になったら、入浴中にご自身のからだを見本にして、胸まわり、膣まわりのことを教えてあげるといいですね。

子どもと一緒にお風呂に入る時期というのは、じつはとても短く、貴重なものです。

「小学校に入ったら、もう一緒にお風呂に入ってくれなくなった」というお母さんの声も多いので、一緒にお風呂に入れるうちに、伝えられることは全部伝えておいてほしいと思います。

けれど、じつはお母さんでさえ、普段からご自分の膣まわりをしっかり見ていない、そこまでケアをしていないという方も多いかもしれません。

性の教育は、まずご自分が知識を得て、自分の膣まわりをしっかり観察し、ケアをすることからはじまります。子どもと一緒に学ぶつもりで、まずは自分の膣まわりから観察してみましょう。


そもそも日本では、お母さんから教わらない限り、幼稚園・保育園、小学校などで、膣まわりの正しいケアを教わることは「ほぼない」と言えるでしょう。

幼いころ、親をはじめとする周囲の大人たちから、膣まわりについて何も知識を与えられず、ともすれば否定的なイメージを植えつけられたり、イヤな思い出があったりして、「自分の膣まわりを見たり、触ったりすることに抵抗がある」という方も少なくありません。そんな方は、まずは素敵な手鏡を用意して、ご自分の膣まわりを見てみることからはじめてはいかがでしょう。

膣まわりは、れっきとしたからだの一部です。

子どもの膣まわりがどのようなしくみになっているのかを教えられるようになるには、まずはご自身の膣まわりを見て、肯定して、触れていくことが最優先であることを忘れずに。


ご自身の準備が整ったら、女の子には膣まわりがどのように変化するか、そのしくみを教え、膣まわりの洗い方や触ると気持ちいい場所を教えてあげましょう。とくに膣まわりを洗うときは、お母さんがお手本を見せてあげながら教えてあげるといいですね。

幼児のうちはまだ外性器がきゅっと閉じてしまっていることが多いので、「大きくなると、お母さんのように変わってくるから、こうやって洗ってね」と伝えつつ、この段階では「おしっこやうんちが出るところだから、泡でやさしく洗ってあげようね」と教えてあげるといいでしょう。すると小学校以降は、子どもも自分で洗うことができるようになります。

そしてもう少し大きくなると、初潮を迎えることなど、月経のしくみも話してあげましょう。

最近は、性教育に使える良質な絵本がたくさん出ています。自分の言葉で説明することが難しいと感じる場合は、それらの絵本を取り入れるのもとてもおすすめです。やさしいイラストで描かれたからだのしくみやセックスの図などは、読み聞かせをするお母さん自身の勉強にもなるでしょう。

「お父さんとお母さんは愛し合って、お父さんからこんな風に赤ちゃんのもとを届けてもらったの。そうして、あなたが生まれてきたのよ」

この国のすべてのお母さんが、愛情たっぷりにそう話してあげられるようになる日が訪れるよう願っています。

子どもと一緒に性を学ぶ おすすめの本

子どもに“性”についてお話しするとき、参考になる本を紹介します。
幼少期に話してきかせる絵本から、思春期を迎えるころに読みたい本、
大人にも読んでいただきたいものまで、おすすめの本をそろえました。

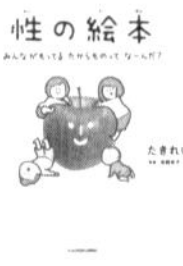

『性の絵本　みんながもっているたからものってなーんだ?』

たきれい(著)
高橋幸子(監修)
KADOKAWA

読み聞かせではじめられる、3歳からの性教育の絵本。男女のからだの違い、赤ちゃんがどうやってできるか、自分を守るコツなど、シンプルな絵で表現しています。

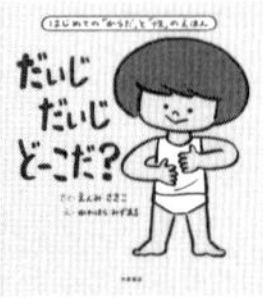

『だいじ　だいじ　どーこだ?』

遠見才希子(著)
川原瑞丸(イラスト)
大泉書店

性教育のはじめの一歩は、自分の「からだ」を知ること。「プライベートパーツ(口や胸、性器)」のことはもちろん、それぞれが大切な存在であることを学んでいきます。

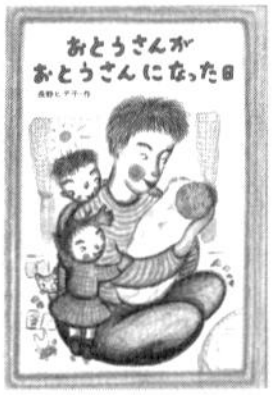

『おとうさんがおとうさんになった日』

長野ヒデ子(著)
童心社

赤ちゃんの出産を自宅で迎えるとき、「お父さんはいつお父さんになったの?」と子どもたちに聞かれ、あれこれ考えるお父さん。お父さんになった喜びを伝えます。

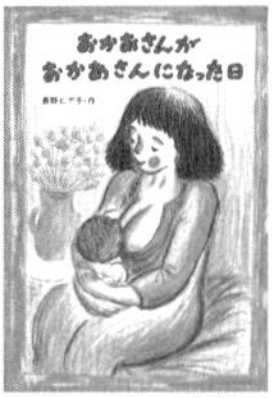

『おかあさんがおかあさんになった日』

長野ヒデ子(著)
童心社

赤ちゃんが生まれ、はじめてお母さんになるまでの1日を描いたロングセラー絵本。産まれてきた赤ちゃんへの思いと、お母さんになれた喜びが描かれた作品です。

『おかあさんとみる性の本』全3巻

和歌山静子　山本直英（著）
童心社

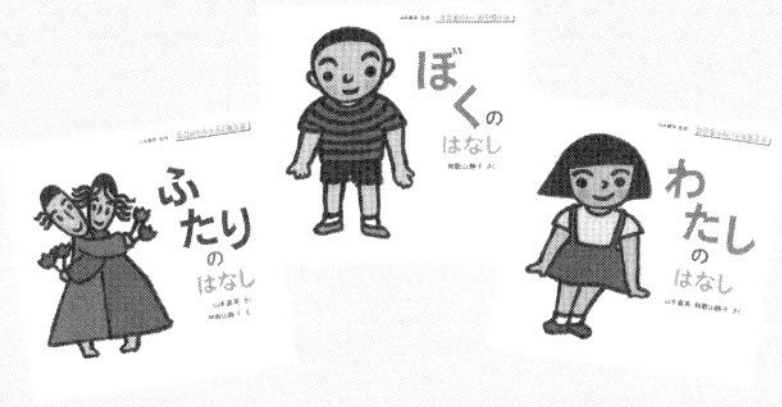

「ぼくのはなし」「わたしのはなし」「ふたりのはなし」の3部作。ぼくがどうやって生まれてきたのか、プライベートゾーンを守ることなど、真正面から性と向き合う絵本。

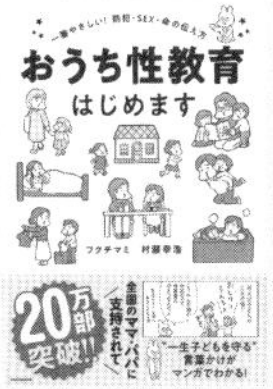

『おうち性教育はじめます　一番やさしい！防犯・SEX・命の伝え方』

フクチマミ
村瀬幸浩（著）
KADOKAWA

3〜10歳の子をもつ家庭向けに、幼児期からの声かけ、接し方についてまとめています。性教育に悩む親も一緒に学べるよう、マンガでわかりやすく伝えてくれます。

『あっ！ そうなんだ！ 性と生』

浅井春夫　北山ひと美
中野久恵　星野恵
安達倭雅子（著）
勝部真規子（イラスト）
エイデル研究所

「幼児・小学生そしておとなへ」の副題のとおり、「からだ」のこと、「いのち」のことをわかりやすく紹介。解説編では大人向けに子どもへの伝え方のポイントも。

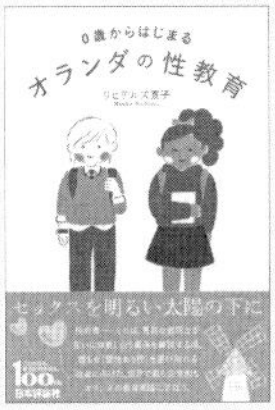

『0歳からはじまるオランダの性教育』

リヒテルズ直子（著）
日本評論社

オランダ在住の著者による、世界でもっとも先進的と言われるオランダの教育から学ぶ本。日本とはあまりにも違う性教育について知ることで、知見を広めます。

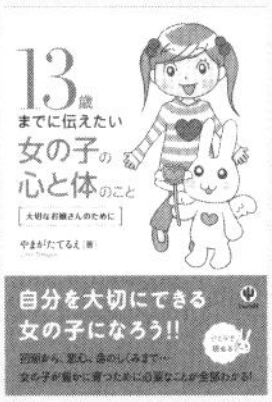

『13歳までに伝えたい女の子の心と体のこと』

やまがたてるえ（著）
かんき出版

初潮、恋心、命のしくみまで。女の子が豊かに育つために必要なことが全部わかる本。女の子がひとりでも読めるよう、マンガとコラムでやさしくまとめています。

『〝女を出す〟って、悪いこと？』

――好きな子を意識するのは正しい本能

「ねぇ、クラスの男子の中で、誰が好き？」

小学校の低学年くらいになると、女の子同士の間で、そんな話がはじまりますね。そして男の子も、好きな女の子にはわざと意地悪をしたり、ちょっかいを出したり。すると女の子も、気になる男の子の前では「やめてよ～」と、だんだん声のトーンが高くなり、上目遣いなども自然に覚えるようになります。

以前はそんなしぐさを「ぶりっ子」と呼び、同性が釘を刺すような風潮がありました。いまの言葉でいうと、「あざとい」でしょうか。

恥ずかしがり屋さんの子もいれば、大胆になれる子もいて、個性の違いや程度はあれど、「好きな子を意識した言動をする」というのは、動物として正しい本能。じつはとっても大切なことです。

大人の女性の中にも、「男の前で女を出すのはあざとい」「サバサバしているほうが同性に嫌われない」という刷り込みがある人は少なくありません。しかし性科学の観点で見れば、それもまた、「女性性をあるがままにとらえていない」ということになるでしょう。

好きな人が近くにいるそのときに、「女が女を出さなかったら、ほかに何を出したらいいの?」ということです。なぜなら、「女性が男性の前で〝女を出す〟」ということ自体、遺伝子に組み込まれていることなのですから。

小学校低学年の女の子も、あと数年も経つと月経がはじまります。つまり、男の子の前で声色や表情、しぐさが変わるのは当然のことで、それは、女性のからだの機能としても、健全であるという証拠なのです。

『私は何が幸せ？』

――自分自身を、満たす

朝、「行ってらっしゃい」のキスをする。また、手を振って送り出す親の姿を見て育つ子は、いまどのくらいいるでしょう？　自分が生まれてきた根源のふたりがいつも仲よく愛しあっている。その姿をいつも見ていることが、子どもの成長過程においてとても大切です。

しかし現状は、それがままならないことも、理解しています。

実際は夫婦ゲンカが絶えない家庭も多く、セクシャリティとか、男女の仲のよさとか、愛の本質に触れずに育つ子どものほうが多いのではないでしょうか。

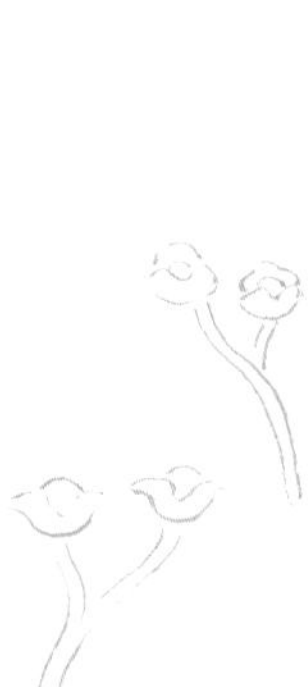

子どもの性教育を考えると同時に、この国の、大人の私たちに必要なことがあるように思います。

それは、パートナーの有無、未婚既婚を問わず、気になる相手の前に立ったときにこころがウキウキしたり、子宮がきゅんと疼《うず》いたり、そうした反応をする自分を肯定し、受け入れ、「まず一番、大切にする」ということ。

自分ファーストで、「まず自分を一番、幸せにしていいのだ」と、許可を与える視点です。

私が気に入ってよく使うたとえに、30年来の友人であり、世界銀行の元人事マネージャーだった中野裕弓さんが唱えていらっしゃる「愛のコーヒーカップの法則」があります。

私はこれをコップに変えてお話しするのですが、

あなた自身をコップにたとえると、中身を、いっぱいの水（愛）で満たすようなイメージです。

「自分というコップ」の中に水がたっぷりと入っていなければ、子どもやパートナーなどの大切な相手に、その水を届けることはできません。でもあなたが自分のコップに水（愛）を注げば注ぐほど、あなたもまわりも幸せになっていくのです。

性教育は、たんに男女の生殖器やその機能、セックスのしかたを教えることだけではなくて、「愛の物語」として伝えることがそもそもの目的であり、真髄なのです。

「自分は何が幸せで、心地がいいの？　気持ちがいいの？」

そこで湧き上がってきたものを肯定しましょう。
大切な人に触れたい。一緒に心地よくなりたい。
その想いを肯定し、決して「はしたない」などとは思わないでください。

それは人としてとても素直な、当たり前の反応なのだと知っておいていただきたいと思います。

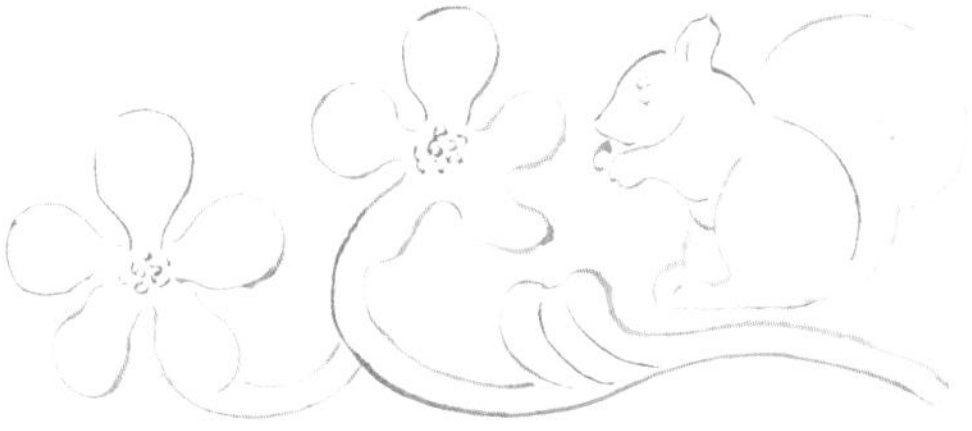

『いやらしいシーンは見ちゃいけないと思ってた』

——「性教育」が子どものこころとからだを守る

この章の冒頭では、「幼少期〜思春期に女性性が否定されると、自尊心が上手く育たなくなってしまうことがある」というお話をしました。

一方で、身近な大人から、膣まわりは「恥ずかしいところ」「触れてはいけないところ」ではなく、「大切で神聖で、愛される場所だからこそ、簡単に人に触らせてはいけないんだよ」と教わることができた子は、無条件に、「自分は大切な存在なんだ」と、自分を大事にとらえることができるようになります。

ニュースでたくさん報道されている性加害。「被害に遭った子どもが親に伝えたことで事件が明るみに出た」というケースも、だんだん増えてきたように思います。加害者の大人にはもちろん激しい怒りを覚えると同時に、子どもが身を守る術《すべ》を教える家庭が、時代の流れとともにもっと定着していかなければならないと思います。

子どもが性被害に遭ったとき、
自分からSOSを出せるかどうか。

危機管理として、
子どもに性欲を向ける危険な大人がいるということをきちんと話しておく。
そういう場面に遭遇した場合は我慢をしたり隠したり恥ずかしがったりせず、大人に「これはおかしいことなんだ」と助けを求めることの重要性を理解させせておく。
その内容を理解し、拒む力、身を守る知識を与えることが大切です。
それは、愛を土台とした性教育のあるなしに、大きく左右されると言っても過言ではないでしょう。

「性教育なんて、気まずくて。子どもに話すなんてとてもできない」
という大人の考えは、そのまま
「危ない目に遭っているけれども、怒られそうで誰にも話せない」
という子どもの恐れの気持ちを助長してしまうだけなのです。

リビングで子どもとドラマや映画を観ていたら、セクシャルなシーンが流れてきて、とっさにチャンネルを変えてしまった……ということもあると思います。子どもは親のそんな様子を敏感に察知して、「性はタブーなものなのだ」

と認識します。すると、思春期になり、性の疑問や悩みが出てきても、誰かに相談することができません。

さらに、何より問題なのは、万一、性被害に遭ってしまった場合にも、恥ずかしいことだから隠したほうがいい、という気持ちが強く、親や先生など身近な大人に助けを求めることができなくなってしまうということです。

『とても親には話せない』

――子どもが自尊心と必要な知識をもつために

私は「日本女性財団」という、女性の心身の健康や社会的な活動を後押しする一般財団法人で活動しているのですが、ここの代表理事である対馬ルリ子先生が率いるフェムシップドクターの方々は、若い女性たちのためのシェルターを運営しています。

少し衝撃的な話になりますが、じつは日本でも、小中学生の性被害は非常に多く、助けを必要としている少女たちがいるのです。許し難いことではありますが、一方で、そうした事件は隠されて表に出てきにくいことも事実です。これは日本の社会が生んだ「性に対する闇の部分」とも言えるでしょう。

このような性被害に遭ったとき、望まない妊娠を避けるためには、直後に飲むことで高い避妊効果が期待できるアフターピル（緊急避妊ピル）を服用することも考えられます。そのためには、すぐに病院に行って医者から処方してもらう必要があります（２０２３年10月現在）が、そういった緊急事態における情報や知識も、意識的に取りに行かなければ知ることはできません。

緊急避妊ピルとは、望まない妊娠を防ぐための薬です。性交渉から72時間以内に服用した場合、黄体ホルモンの作用によって95％は妊娠しづらいというデータがあります。一部薬局にて試験販売がスタートするという動きもありますが、まだ一般的には市販されていないので、とにかく医者に相談してみてください。

このような危機管理としての行動でさえ、どこで情報を得たらいいのかを知らないのです。いまの日本では、普通に暮らしているだけでは、自分のからだを守る術さえ得られる機会がありません。

痛ましい性被害が起きてしまう大きな原因のひとつには、家庭や学校教育できちんとした性教育が行われていないという現状があります。

たとえば、学校の教師や習い事の先生、部活のコーチなどから、からだを触られるなどの行為を受けたとします。子どもたちは、何も知らないからこそ、見人に見せてはいけない場所や触らせるべきではない場所の判断もできずに、見せてしまうし触らせてしまう。ましてや、相手が近しい間柄の人物であれば、たとえ触られたことを不快に感じたとしても、愛情表現かもしれないとムリやり自分を納得させてしまうことさえあるでしょう。

つまり逃げたり、助けを求めたりしていいことなのかどうかさえ、判断することができないのです。

もうひとつの社会問題は、10代の援助交際など。不特定多数の相手と気軽に性交渉した結果、「人工妊娠中絶」や「性感染症」の数字はうなぎのぼりに上がってきています。

性教育は、自分のこころとからだを守り、豊かで幸せなセクシャリティをかなえるために必要不可欠なもの。

しかし、国や行政に頼り、教育制度が変わるのを待つばかりでは、手遅れになってしまいます。自分の内におさめていた性のエネルギー。一瞬の出来事でこころやからだの運命が狂い、悲しみの色におおい隠されることがないように。自尊心と必要な知識をもつ子どもがひとりでも増えていくよう、大人は性教育に対するマインドセットの転換が必要だと思います。

『女の子のからだと何がちがうの?』

──男の子の性教育は「3歳・小3・13歳」

私には15歳になる一人息子がいます（2023年現在）。42歳のときに自然妊娠をして、高齢出産をしました。

性教育に関しては、息子が3～4歳のころから、「男の子のからだと女の子のからだの違い」について、一緒にお風呂に入りながら話すことをはじめました。性教育は、性の目覚めが起こる前、まだ固定観念のない、やわらかなこころのうちに伝えることが男の子にも女の子にも大切です。

息子には、女性の「産み育てる」からだのことを正しく知って尊重し、大切にできる男性に育ってほしいと思っています。

そのため、私の場合は自分のからだ（膣まわりも含めて）を見せながら、こんなふうに伝えました。

「女の人は、男の子と違って、おちんちんがないよね。大人になって、出産のとき、この場所から、赤ちゃんが生まれてくるの」

からだのしくみのほかにも、3〜4歳のころは、性器の洗い方を教えてあげました。息子はサッカーをはじめていたので、

「毎日からだをたくさん動かして、汗をいっぱいかくよね？　だからちゃんとお風呂に入って、おちんちんのところと、ボール（睾丸《こうがん》をボールにたとえて説明しました）をゴシゴシしないで、やさしく洗ってあげるんだよ」と説明して、「ウォッシュボール、ウォッシュボール♪」という自作の歌で盛り上げたりもしました（笑）。

息子はいま15歳で、海外の学校にサッカー留学をしているのですが、先日帰国したとき、お風呂の中から、しっかりその歌が聞こえてきて、（「三つ子の魂百まで」は、本当なんだわ）と、嬉しく、微笑ましい気持ちになったものです。ちなみに、わが家では夫も息子も、デリケートゾーン専用のソープを使っています。

なお、包茎（男性器の先端の包皮口がせまいため、亀頭部分を完全に露出できない状態）が疑われる場合、どうしたらいいかと、小さい子どもをもつお母さんから相談されることがあるのですが、これは成長とともに自然に治ることもあります。ただ、尿道口との関係で炎症などを起こす場合もあるので、気になるようなら、小児内科や泌尿器科を受診されるといいでしょう。

3～4歳を過ぎて、次に性教育について話をしたのは、小学校3年生くらいのときでしょうか。もうお風呂に一緒に入る年齢ではないので、小学校の保健体育の授業で、女子の月経、男の子の声変わりなど、第二次性徴期の話が出るタイミングに合わせて、こんな話をしました。

「女の子はね、おちんちんはないけれど、子どもを産むための袋をもっているからだなの。赤ちゃんを産む準備のために、毎月毎月、生理があるんだよ。だからね、女の子は、本当に大変。男の子はそういうことも考えて、女の子にはやさしく、大事にしてあげてほしい」

するると息子は真面目な顔で、「ふーん……。でもさぁ、ちんちんがないって、どうなんだろう～？」と、子どもらしい、素直な反応を示していました。

さらに、

「そういえばママってさ、なんで毛（アンダーヘアのこと）がないの？　抜けちゃったの？　小さいとき、お風呂屋さんで、ママだけ毛がないのが不思議だった」とも聞かれたのです。

私「あのね、ママは昔、外国に行っていたでしょう？　外国では、ここの毛はとってしまう人が多いの。なぜかというとね、ここに毛があると、汗をかいたりかゆくなったりするからなの。だからママも、そうしているの」
息子「でもさぁ。日本ではみんな、毛があるじゃん」
私「うん、そうだね。でも、みんなあるからいい、ということではないこともあるの。ママは医療介護現場のお仕事もするでしょう。そうすると、毛があることで、ここを清潔にするのが大変なお年寄りがたくさんいるんだよ」
息子「ふーん……。そうなんだ」

子どもは大人のように知識、語彙《ごい》はないけれども、こちらが嘘がなく話すことで、ちゃんと聞いてくれます。

小3を過ぎたあとの男の子の性教育は、一般的には、13歳前後に、「声変わり、陰毛の生えはじめ、朝立ち、マスターベーション」など、そのしくみのことを伝えてあげるのがいいでしょう。思春期、反抗期の真っ最中であれば、お母さんでは「とてもムリです」ということもあるかもしれませんね。そこはお父さんや、信頼できる大人に役目をバトンタッチしてもいいでしょう。

私の場合は、その時期に息子が海外留学をしたこともあり、最後の性教育の段階は、機会を逸してしまいました。先日、帰国した際は声変わりもしていたので、「ガールフレンドができたら紹介してね」「朝立ちとか、からだの変化は教えてね」と伝えたところ、「ママ、そういうのはもう、いいから」と、あっさりかわされてしまったのです。

以前のようにはもう聞いてくれなくなったものの、女の子を大切にすることだけは、この機会にさらに伝えるようにはしました。

「前も話したことあるよね。女の子には赤ちゃんが入る袋があるって。だから、重たい荷物をもたせたらダメなのよ。海外はドアが大きくて重たいから、開けてあげるとか、先に乗せてあげるとか、ちゃんとエスコートしてあげてね。海外では、そういうのができない男の子は恥ずかしい思いをするよ」

すると息子は、「うん、わかっているよ」と頼もしい返事。

そんなことを伝えながらも、息子の身長は、いまや176センチ。足も29センチと、いつのまにか大きく成長していました。


男の子の性教育は、「3歳、小3、13歳」のタイミングで、段階を追って。

とくに「女の子を大切にする理由」を教えてあげてください。そうすればきっと、日本の男性が全員、正しい知識をもって女性のからだを愛おしむ、素敵な男性ばかりになる日が来るのではないでしょうか。


男の子への正しい性教育。

男女のからだのしくみは違うこと。

女性のからだは月経があり、デリケートで、大事にしないといけないこと。

そして愛する人と出会い、恋愛感情が芽生え、性欲が起こるようになって、性行為をするということ。

それによって子どもを授かるということ。

だからその意志がない場合は避妊をしなければいけないということ。

そしていまは、体外受精、顕微授精という先進的な方法で子どもを授かることもあるということ。


それらを段階を追って、きちんと伝えてあげてください。

その啓蒙《けいもう》は、息子を性の加害者にしないということにも、じつは繋がっていると思うのです。

『パンツが汚れてちょっとびっくりした』

――初潮を迎える子どもには

女の子の性の発達過程において、初潮を迎える日は、とても特別なものです。

その特別な1日。娘をもつお母さんは、どういう声かけをしてあげるのがよいのでしょうか。おおげさにする必要はありませんが、かといって、「あぁ、面倒くさいことがはじまっちゃった」なんていうのはもってのほかです。

初潮は、ほとんどの人が「いきなり赤い血が出てはじまる」というわけではなく、うっすらと茶色がかったものが少しずつ、下着につくようなはじまり方をします。子どもによっては、「何だろう……?」と、ひとりで不安を抱えてしまうかもしれません。泣き出してしまう子もいます。そこで私が思うのは、初潮という特別な日を迎えるもっと手前で、子どもが一緒にお風呂に入ってくれる時期の間、たくさんコミュニケーションをしてほしいということです。

お風呂の中で、洗い方とともに膣まわりのしくみを教えたり、小学校に上がるころには、月経の話をしてあげたり。日々のコミュニケーションの中で一歩一歩、少しずつ伝えていく、という方法です。その中で、「生理が来たのかな?　と思ったら、お母さんに教えてね」とも伝えておくこと。するとお母さんも子どもも気持ちの準備が整って、突然の初潮も、余裕をもって迎えられるのではないかな、と思います。

子どもがどんなささいなことでも気軽に、すぐに相談できる話しやすい環境を作ってあげること。そうすれば初潮のときも、「ねぇ、お母さん。どう思う？」と、オープンに聞くことができるでしょう。

そしてそういう環境、家の中の雰囲気に加えて、「生理がはじまったのね。本当によかったね」「今日は、これから生理のときにはどうするか、お母さんが先輩としてお話しするね」

など、子どもの気持ちがほっと和らぐような、笑顔と温かいひと言を添えてあげることができれば、素晴らしいですね。


ただ、思春期の子どもをもつお母さんの年代を考えると、共働きで忙しかったり、プレ更年期の時期に重なればこころもからだもゆらぎやすく、パートナーシップにも何か問題が起きていることも……。「３６５日、笑顔で、温かく！」というわけにはいかないことも理解できます。

ある日何の前触れもなく、「生理がきちゃった」と言われたら、「あー、もうはじまっちゃったの？　ナプキンどうしよう？」なんて、リアルな言葉が飛び出してしまうかもしれませんよね。

慌ただしい日々の生活に追われていると、つい忘れがちなのが、わが子が誕生した日のこと。「初潮くらいで、そんなおおげさな……」とは思わずに、どうぞその日の喜びや感動を思い出してみてください。初潮を迎えたということは、目の前のわが子も、いつかあなたと同じように、「命を産み落とす準備がはじまった」という、素晴らしいスタートでもあるのですから。

フランスでは、性器のことを「花」にたとえる文化があります。虫を引き寄せて受粉し、実を落とすことがその由来です。そこからさらに、初潮を迎えた日を「フラワーデイだね」と言って祝福するお母さんもいます。そんなフランスの表現になぞらえて、「生きているものはみんな一緒なんだよ」と、命のしくみを伝えたり、お花を買ってプレゼントしてあげたり、母娘でお祝いする時間を過ごすのも、とっても素敵なことですね。

子どもが不安に襲われているときは、ただ抱きしめてあげるだけでもいいのです。少し落ち着いたら、「不安に思わなくてもいいよ。女の人にはみんな、フラワーデイがあるのよ」と、安心させてあげましょう。

そして、あらかじめ可愛い絵柄のナプキンやサニタリーショーツ、ポーチなどを準備しておいてあげるのもおすすめです。できれば、オーガニックコットンのナプキンがいいですね。


月経血の色やにおいなどをチェックする習慣は、じつはとても大切です。自分の月経のリズムを把握できる大人の女性になるまでは、

「自分のからだから、どんな状態の月経血が出るのかチェックしてね。心配なときは、すぐに教えてね」

と、言い添えてあげましょう。

月経が安定してきたら、最近出てきた、便利な吸水ショーツなども教えてあ

げるといいですね。

このように、つねに月経や性のことに対して、オープンにコミュニケーションをとる。子どもにとっては、こんなに頼りになる味方は、ほかにはいない、といった存在になってあげてください。

『お医者さんは怖くない』

――女の子には「マイ婦人科」を、男の子には「マイ泌尿器科」を

初潮を迎えたころから、婦人科とのおつき合いをはじめましょう。子どもに限らずお母さんにも大切なことで、すべての女性は、信頼できるかかりつけの「マイ婦人科」をもっていただきたいのです。

不調が出てから、病気になってから、仕方なくネガティブな気持ちで門を叩くのではなく、日ごろから何でも相談できるマイ婦人科を持つことは、自分自身を守ることに繋がります。

性について、オープンな環境で育つことができなかった女性は、性の相談が

できるような婦人科の先生を探してみてください。
親にとっては子宮内膜症や子宮筋腫などを予防する観点からも、子どもにとってはいろいろな検診に慣れてもらうためにも、マイ婦人科探しは本当に、積極的にしてほしいと考えています。

マイ婦人科が必要なもうひとつの大切なこととして、性交渉がある女性は、子宮頸《けい》がんになる確率が高いということを知っておいてください。
子宮頸がんとは、子宮の入口にできるがんのことで、ヒトパピローマウイルスの感染が原因と言われています。主に性交渉によって感染するので、子どものセクシャルデビューをかんがみて、十代のころからお母さんと一緒に検診を受けられるよう、コミュニケーションをとっておいてほしいと思います。

また同様に、男の子の場合は「マイ泌尿器科」をもつといいでしょう。性器と尿道口が一緒になっている男の子は、何か気になることがあった場合、検診に行けたり、気軽に相談できるマイ泌尿器科を見つけておくと安心です。

マイ婦人科やマイ泌尿器科を選ぶ際のヒントは、
ご自身が話しやすい先生であること。
真摯に話を聞いて寄り添ってくれること。
薬の処方などは納得したうえで行ってくれること。

もちろん人それぞれ相性はありますから、実際にお話ししてみて自分に合うところを探すのがいいでしょう。地域は限られますが、巻末には私のおすすめのクリニックも紹介しています。
そしてここでもやはり、子どもに対しては、温かい声かけを忘れずに。
「生理がはじまったら、これからずっと相談できる先生のところに行って、いまのからだを診てもらおう。お母さんも一緒に診てもらっているのよ」

性を前向きにとらえる環境づくりには、つねにこころくばりをしてあげてほしいと思います。

『ちょっと怖かったけど洗ってみた』

——膣まわりの正しい洗い方

デリケートゾーンを洗うときは、必ず、専用のソープを使用しましょう。お湯だけ、またはボディソープで洗っている人もいまだ多いのですが、膣まわりは、独自のｐＨ値（ｐＨ３・８〜４・５くらい）を保っています。専用ソープ以外で洗浄すると、必要な常在菌が洗い流されてしまいます。また、ゴシゴシ洗うと、摩擦で傷ついてしまったり、お湯だけでは膣まわり特有の恥垢《ちこう》という白い垢は落ちずに残ってしまったり、イヤなにおいの原因になってしまうのです。

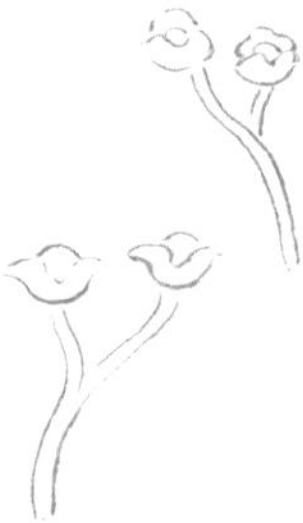

洗顔と同じように、専用ソープをしっかりと泡立てます。泡タイプのものも出ているので、子どもと一緒に入浴している場合など、少しでも短時間で済ませたい方にはおすすめです。

軽く足を開いて、できるだけ洗う箇所を目で確かめながら洗います。

具体的にわかりやすいよう、次のページには、私のスクールで、性科学の授業の際に使っている模型の写真を掲載します。写真と照らし合わせながら、洗うところを確認しましょう。なお、形はそれぞれなので、模型と違うところがあったとしても、おかしいことはありません。

「小陰唇《しょういんしん》」と「大陰唇《だいいんしん》」の間（ヒダの間）が、一番恥垢がたまりやすいところ。小陰唇を手で持ち、泡でやわらかくなでるように、手の指先を使ってやさしく洗うと、垢はつるんと落ちていきます。

小陰唇と大陰唇の間、ヒダの深さには個人差があり、深い人もいれば浅い人もいます。

小陰唇はヒダが大きい場合、両側がピタッと閉じている場合があるので、やさしく開き、外側も内側も丁寧に洗いましょう。感じる部位クリトリスの包皮の内側にも垢がたまりやすいので、皮がかぶっているならそっと開いて、同様に洗います。

また、肛門まわりの毛に、トイレットペーパーがくっついてしまいがち。肛門は、シワの間を意識して、くるくるとなでるように洗いましょう。

腟まわりの皮膚は、薄くて繊細。いずれの場所の場合でも、決してゴシゴシと強くせず、泡でやさしくなで落とすようにしてください。

なお、「腟の中まで洗うのですか?」との質問もよく来るのですが、腟には自浄作用があるので、腟の中までソープで洗ってはいけません。

膣まわりの模型
――洗うときに気をつけるところ

クリトリス

包皮の内側にも垢がたまりやすいので、皮がかぶっているなら、そっと開いてやさしく洗う。

小陰唇

小陰唇を手でもち、やわらかくなでるように指を使ってやさしく洗うと、垢は落ちていく。

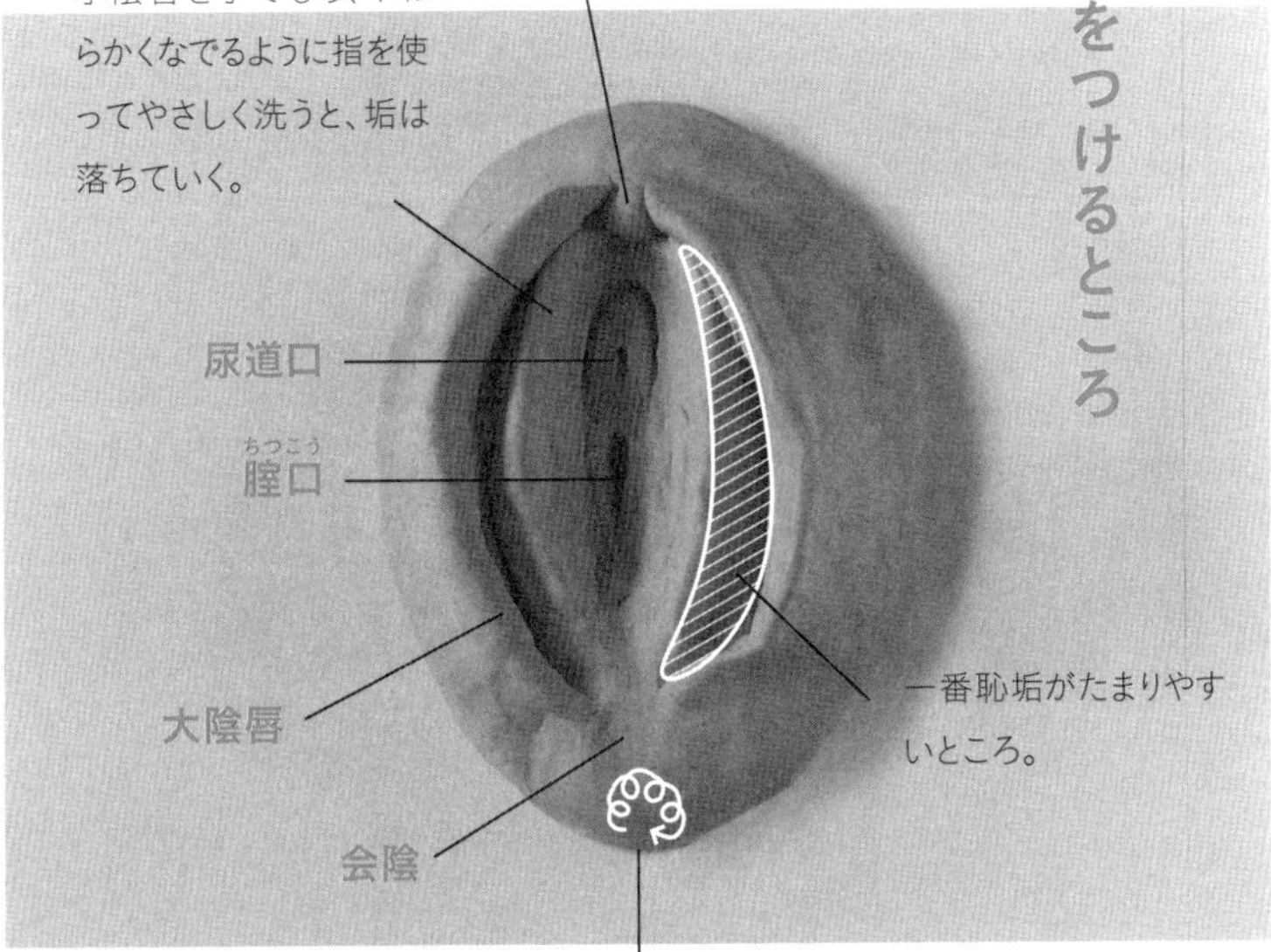

一番恥垢がたまりやすいところ。

肛門のまわりは、シワの間をくるくるとなでるように洗う。

#『ここがムレてかゆい』

——腟まわりのプラスしたいケア

洗ったあとの保湿については後述しますが（74ページ参照）、月経がはじまった子どもには、洗うだけでなくプラスしたいケアとして、腟まわり専用のミストやジェルをもたせてあげることもおすすめしています。

地球が温暖化しているいま、夏の猛暑の時期は、大人も子どもも、腟まわりのムレ、かゆみなどが腟トラブルの大きな原因になっています。「市販のかゆみ止め軟膏《なんこう》を塗ればいい」と、軽く考えている人も多いのですが、経皮吸収の大きい腟まわりに、化学薬品を日常的に塗ることのリスクもあります。そもそも、きちんと日常的なケアができていれば、ムレやかゆみが起きない腟まわりを保つこともできるのです。

子どもも成長するにつれ、汗や皮脂、アンモニア、そして生理がはじまると分泌も活発になるため、おりもの※や月経血など、腟まわりはどうしても、分泌物や恥垢などがたまりがちになります。部活動など、スポーツをやっている子はムレやすいのでとくに、プラスアルファのケアとして、使いやすいミストを紹介してあげるといいでしょう。

「トイレのあと、腟まわりにシュッと吹きかけて、トイレットペーパーでトントンと、やさしく押さえてね」

と、使い方を教えてあげてください。ミストはお母さんにも、もちろん、おすすめです。

抗菌と保湿、両方の役目を果たしてくれる腟専用のミストは、災害時、水が使えないときにも安心です。気候変動の影響で、地震だけでなく水害など、自然災害が増えている昨今。女性にとっては、災害時のトイレ問題は大きな心配事です。ムレやかゆみの炎症から雑菌が発生し、カンジダ※やトリコモナス※などの感染症のおそれもあります。

膣まわりは排出と吸収の部分でもあり、女性にとっては、もっともトラブルを抱えやすい部分でもあるのです。お風呂でも、トイレのあとでも、日常のケアを正しく続けていくことの大切さを、私たち大人が、子どもたちにしっかりと伝えていく必要があると実感しています。

※おりもの
性交渉時以外に、子宮や膣から出てくる分泌物が混じりあった粘液。量や色、においは体調などによって変化する。

※カンジダ
もともと人間のからだにある常在菌ですが、疲れやストレスなどで免疫力が下がっているときなど、菌が増殖し、性器などに感染して炎症を起こす「カンジタ膣炎」になる可能性も。

※トリコモナス
原虫という微生物が原因で、性器に炎症を起こす性感染症。性交渉（膣性交）によって感染しますが、性交渉以外にも、下着やバスタオル、浴槽、便器、医療機関の診察台なども感染経路として知られており、性交渉の経験がない女性や幼児も感染することがある。

『そんなに早くから使わないとダメなの？』

――膣まわりに必要な「保湿」

思春期以前、膣まわりのケアとして大切なことは、まず「洗う」こと。

そして次のステップは、「保湿」のケアになります。

「膣まわりの保湿は、何歳くらいからはじめればいいの？」

という質問も多いのですが、お答えとしては
「胸が大きくなり、陰毛が生えてきて、初潮を迎え、丸みを帯びた体型に変化していく、第二次性徴期のころがベター」

となります。

あなたは、化粧水や乳液など、顔にスキンケア用品を使いはじめたのは、いつごろからですか？　おそらく月経がはじまって以降、中高生くらいからではないでしょうか。やがて日々のメイクにも慣れてきたころには、次第に肌荒れや乾燥が気になりはじめ、さらに美容液をつけたり、シュッとスプレーローションを吹きかけたりしましたよね。

このように、スキンケアにも成長の段階があったのではないかと思います。「きれいになりたい」という気持ちの芽生えと、膣まわりケアの保湿をはじめる時期はリンクしています。

つまり、膣まわりの保湿も、

「顔の肌ケアと同じように考える」

と理解してください。

娘をもつお母さんは、子どもが自身のセクシャリティに目覚めていく15～17歳までには、腟を洗ったあとの保湿を習慣づけてあげるようにしましょう。

部活やスポーツなどでからだを活発に動かすこの時期は、汗を多くかく分、皮脂もたくさん出ています。この時期、からだから出る分泌物の多さやにおいは、「代謝がいい証拠」とも言えるでしょう。

この年代におすすめの保湿剤は、先述の（70ページ参照）ミストやジェルなど、つけ心地のさっぱりとしたもの。思春期以降の年代の人でも、

「暑い日」
「アンダーヘアの脱毛後」
「激しいスポーツの後」

など、熱がこもってムレた腟まわりをクールダウンさせたいときに使うといいでしょう。

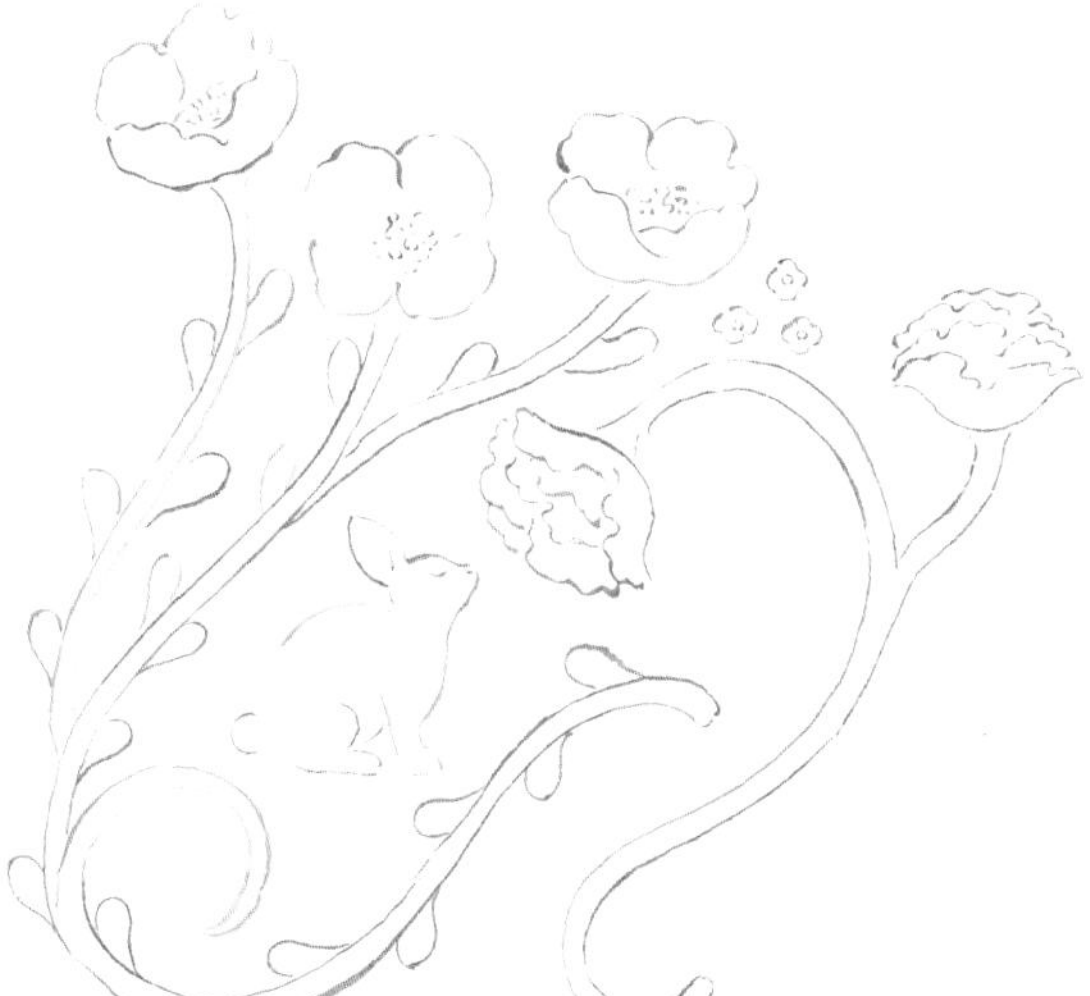

『膣まわりのケアって本当に大事なんだね』

——洗う・保湿の総まとめ

膣まわりのケアで肝心なのは、

「洗う」

「清潔にする」

「保湿する」（思春期以降から）

基本的に、この3点だけです。


決して難しいことではありませんが、どれも、正しいやり方でケアすることがポイントです。

「正しいやり方」とは、たとえば「清潔にすること」に関してなら、

「腟まわりの複雑なフォルムを把握して、洗うべきところを洗えているか？」

「腟内環境を壊さないソープを使えているか？」

というようなこと。

腟まわりに触れる機会の多いトイレと入浴のタイミングに注目して、間違ったケアをしていないか、いま一度チェックしてみましょう。


「トイレでゴシゴシ拭いていない？」


1日に何度も行くトイレ。まっさきに気になるのは、「排泄後、トイレットペーパーでゴシゴシ拭いていませんか？」ということです。

拭き方にまで意識を向けている人は少ないかもしれませんが、腟まわりの皮膚は、まぶたと同じくらいの薄さと言われています。ただでさえ乾燥しやすい場所なのに、日に何度も強くこすられれば炎症を起こしやすくなります。もち

ろん、黒ずみの要因にもなりますから、「腟まわりに触れる際はソフトタッチ」とこころがけてください。

「おりものシートに頼りすぎていない？」

最近は、おりものシートを使用されている方も多いと思いますが、トイレのたびにきちんと取り替えていますか？

そもそも、おりものシートは、ショーツを汚さないために敷くもので、短時間の使用が大切。清潔をめざすために使用することは間違いではありません。ただシートのなかにビニール素材が敷かれているものだと、どうしてもムレやすくなってしまいます。

さらに人は、「この1枚がある」と思うと気がゆるみ、その場所に意識が向かなくなる傾向があります。すると、腟の自然な緊張感は損なわれ、おりものが出ることに無意識になってしまうのです。

おりものシートは、排卵前や月経前など、おりものが増える時期にだけ使うようにしましょう。

「お湯で洗っているだけでは？」

お風呂で膣まわりを洗う際、「お湯だけで洗うほうが化学物質もないので安全」と思い込んでいる人がいるのですが、これは考えもの。

先述したように、普通に生活しているだけでも、膣まわりには尿やおりもの、皮脂などの分泌物からなる恥垢という白い垢がつきます。これはお湯だけでは取りきれず、たまってしまうとにおいやかぶれの原因に。膣まわりの洗浄には、必ず専用ソープを使いましょう。

「においを気にして洗いすぎてない？」

においに敏感な人は、洗いすぎてしまう傾向があるようです。

ゴシゴシとこするのがよくないのはもちろん、膣の中まで洗う必要はありません。膣内にはデーデルライン桿菌《かんきん》という乳酸菌の細菌叢《さいきんそう》が存在し、膣内を酸性に保つことで病原菌の繁殖を防ぎ、膣内の環境を整えています。デーデルライン桿菌は、膣内フローラのバランスを整えてくれるのです。これが膣の自浄作用と言われます。そのため、膣の中まで洗う必要はありません。

「市販のボディソープで洗ってない？」

膣まわりをボディソープで洗っている方は少なくありません。けれど顔は洗顔フォーム、髪や頭皮はシャンプーと、それぞれ専用のもので洗うのはなぜだと思いますか？　それは、顔や髪や頭皮が、手脚など他の部分の皮膚とは異なる性質をもっているから。膣まわりも同じで、膣独自のｐＨ値（ｐＨ３・８～４・５くらい）を保っているのです。顔以上にデリケート、かつ粘膜のある場所ですから、専用のソープを使うようにしましょう。

いかがでしょうか。もしひとつでも当てはまるものがあれば、正しいケアを覚えて、１日でも早く実践してくださいね。

2章

My story

フェイクのない性

―――

感じるからだ

青年期

[18歳〜40代前半くらい]

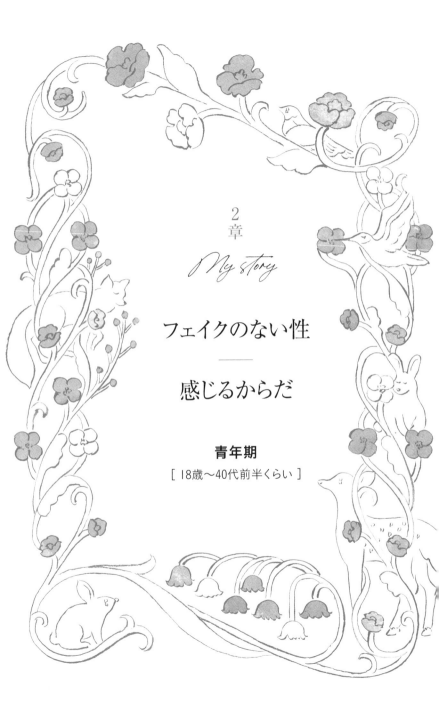

女性のからだが成熟していき、性的にもっとも充実するのが青年期。妊娠・出産といったライフスタイルの大きな変化に直面する時期でもあります。また、仕事などの面でも、充実しつつも社会的にさまざまな責任を負うことが多くなり、忙しくストレスがかかる人も多いでしょう。

Atsuko's Message

性のフェイクは、生き方のフェイク

「幼少期〜思春期」までの、性の育て直しは、いかがでしたでしょうか。

そして「私のからだの物語」は、10代後半くらいから20代、30代の女性のからだへと進めていきましょう。


青年期とは本来、女性性がもっとも花開き、とくにからだの機能が活性化していく期間です。けれど同時に、月経痛や月経不順、ＰＭＳ（月経前症候群）、ストレスによる自律神経失調症、不妊、早い人は30代でプレ更年期の症状が出る人もいて、こころもからだも、大きくゆらいでしまうときでもあります。

無自覚に、性に対してネガティブなイメージをもっている方であれば、そういった症状そのものが一層、「イヤなもの」「面倒くさいもの」と感じてしまいやすいでしょう。

幼少期～思春期で芽生えた女性性をそのまま花開かせていくために、もっとも大切なことは何でしょうか。

それは、青年期特有の、こころとからだのゆらぎをそのまま、まず自分が受け止めてあげることです。毎日をがんばっている自分を受容し、その上で、大人の女性として必要な知識を学ぶ。自分に寄り添い、愛しながら、膣まわりやからだのケアを続けていくことです。

もしあなたが性に対してあまりいいイメージをもっていなかったり、なんらかの引っかかりがあったとしても、いまからでも「性の育て直し」をしていけばいいのです。女性としての自己肯定感をさらに高めていきましょう。

青年期においても、性の育て直しが必要かどうか。もしあなたが性行為をしている状態だった場合に、目安としていただきたいのは、次の3つの要素です。

・自覚があるほど、毎日ストレスを感じている。
・性行為をしているとき、「気持ちいい」と感じない。
・性行為のときは感じているフリをしている。

どれかひとつでも当てはまることがあれば、女性性に対して、少し見直していきましょう。
ひとつめとふたつめについては、からだのしくみとともに詳しくお話をしていきますが、ここで強くお伝えしたいのは、「性のフェイク」です。

女性の健康についてさまざまな記事を展開しているWEB媒体の『ウィメンズヘルス』※で行ったアンケートでは、「あなたはセックスのときに、〝感じているフリ〟をしたことがありますか」という問いに対して、じつに92％の女性が「したことがある」と回答しました。

それは、パートナーを傷つけたくないというやさしさ、相手の機嫌を損ねることへの恐れ……そのような気持ちからの行為なのかもしれません。彼に早く終わってほしいと思いつつ、痛みがあることを言えないのです。

男性のほうも、女性のからだに負わせる痛みを想像できていないことが多いようです。アダルトビデオのイメージの刷り込みによって、女性たちを傷つけていることを、多くの男性が理解できていないのでしょう。

しかし、感じているフリをしてきた女性にも、少なからず責任があります。相手はそのフリに気づかず、「万事ＯＫ」と思わされてしまった側面もあるでしょう。

そして子どもを出産したあとの子育ては毎日が真剣勝負で、体力勝負。フェイクを演じるようなこころの余裕は、実際ほとんどありません。そうなると、夫やパートナーに求められたときも、「あぁイヤだ」「疲れているのに面倒くさい」「早く終わってほしい」と、拒絶したい気持ちが湧き起こることでしょう。

当然ながらその雰囲気は相手にも伝わってしまい、セックスレス、性における仮面夫婦への道筋に繋がっていくのです。実際、そういったお悩みをもつ方は多くいらっしゃいます。

縁あって、この世界で結ばれたパートナーから、女性としてずっと愛される人生を送りたい。それは、当然の願いですよね。

自分の性に対する希望や思いを、きちんと相手に伝えましょう。

そして伝えることを、自分に対して許してあげましょう。

あなたの性に対する希望や思いを真摯に受け止めてくれる相手と、お互いに混ざり合い、融け合えるようなセックスを作り上げていけたら幸せですね。

※『ウィメンズヘルス（Women's Health）』のインスタグラムアンケートより
２０２３年６月７日の記事
発行元：ハースト婦人画報

『月経痛はあるのが当たり前だと思ってた』

――月経のこと

18歳くらいから成熟していく青年期の女性のからだは、もっとも妊娠・出産に適しています。

本来であれば、女性ホルモンの分泌も安定し、思春期に月経痛や月経異常に悩まされた方も、そうした症状が落ち着いてくるのがこの時期。しかし現在では、生活習慣が不規則になったり、ストレス過多や睡眠不足になったり、さまざまな要因で月経に問題を抱える人も多いことでしょう。

月経は、ひと言で言うと「妊娠の準備」です。妊娠を望んでいてもいなくて

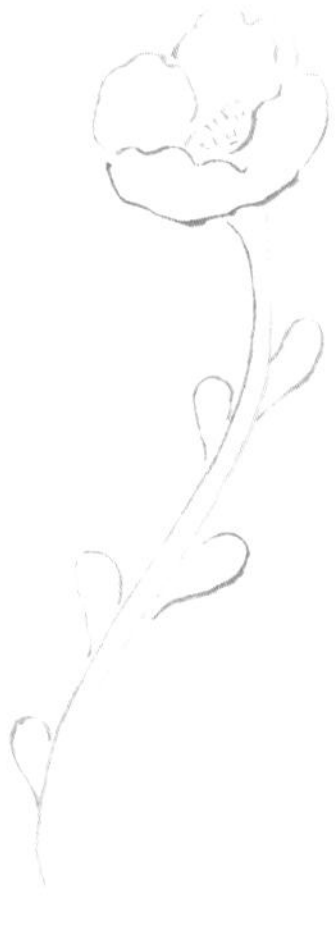

も、閉経までずっとつきあっていくものですから、できるだけ快適に、穏やかに過ごせるよう工夫していきたいものです。

ここでは、私の専門である植物療法（フィトテラピー）の処方をお伝えしていきたいと思います。

植物療法とは、植物の成分がもつ薬理効果で、からだに備わった自然治癒力を高め、病気やケガを癒やすという伝承療法です。化学配合の薬のようにダイレクトに効くものではありませんが、やさしく、穏やかに作用します。

月経に関する症状に、植物療法はとても相性がよく、フランスでは婦人科の先生がハーブを処方することもあるほど。日本ではまだなじみが薄いものもありますが、最近はハーブティーやチンキ（ハーブをアルコールやグリセリンなどに浸けて成分を浸出させた液状のもの）、サプリメントとして売られるようになってきましたので、試してみるといいでしょう。

【植物療法を行う際の注意事項】

植物療法の効果には個人差があります。同じ人が使っても体調によって異なる反応が出る場合があります。

妊娠している、または妊娠の可能性がある場合は注意が必要なものもあります。また持病があり、治療中の方、薬を服用されている方は、必ず医師に相談してください。

症状が緩和されてきたら、一旦摂取をやめ、同じものを長期間摂り続けることは避けましょう。

【婦人科系の症状全般に】

✓「チェストベリー」や「メリッサ」のハーブを摂る

ホルモンバランスを調整してくれる「チェストベリー」は、婦人科系のトラブルのとき最初に出されることが多いハーブ。生理不順や無月経、月経痛、PMS（月経前症候群）などの症状に穏やかに作用していきます。ただし、妊娠中・授乳中は使用を避けてください。

「メリッサ」は〝緩和なトランキライザー（精神安定剤）〟と呼ばれ、PMSでイライラしがちなときや、うつっぽい症状に悩まされるときにぴったり。月経痛や生理不順などを和らげてくれる作用もあります。

【月経痛の緩和に】

- ✓ **「月見草（イブニングプリムローズ）」や「ボリジ（ルリジサ）」のオイルを摂る**
- ✓ **「マジョラム」「ラベンダー」「クラリセージ」「ゼラニウム」「ローマンカモミール」などの精油を使って腹部をマッサージする**

γ《ガンマ》-リノレン酸が豊富に含まれている「月見草」や「ボリジ」のオイルを摂ることで月経痛やＰＭＳの緩和が見込まれます。ただしオイルは酸化しやすいのでカプセルのサプリメントがおすすめです。

また、「マジョラム」などの精油は血行をよくしたり、リラックス効果のある香りなので、アロマディフューザーなどで香らせるほか、マッサージに使うのもおすすめ。その場合は、なるべく品質のよいものを使いましょう。

５００円玉くらいの量のマッサージ用ベースオイルを手にとり、精油を１〜２滴たらして、下腹部に塗布し、時計まわりにゆっくりやさしくマッサージします。

【ＰＭＳ（月経前症候群）の緩和に】

✓ 頭痛に、「フィーバーフュー」のハーブを摂る
✓ イライラ、落ち込みに「柚子」「ベルガモット」「ゼラニウム」「ローズ」「ネロリ」「ローマンカモミール」「サンダルウッド」などの精油を使う
✓ むくみに「ジュニパー」「ラベンダー」「グレープフルーツ」「サイプレス」などの精油を使う

ＰＭＳの症状でとくにつらいのが頭痛。「フィーバーフュー」はキク科ヨモギギク属の植物で、緊張を和らげる作用があり、偏頭痛にもいいと言われています。まずはハーブティーなどで試してみるといいでしょう。

また「柚子」に代表される香りは、リラックス効果があるので、ベースオイルで希釈して首からデコルテにかけて塗布したり、ディフューザーなどで香りを楽しんでも。

むくみには、「ジュニパー」などの精油をベースオイルにたらして、むくみを感じるところに塗布し、心臓に遠い側から近いほうへマッサージします。

『粘液って、そんなに大事なもの？』

――粘液のこと

性のことや、膣まわりのこと。たとえあなたがどの年代だったとしても、フタをして見ないようにしていたり、少なからず嫌悪感があるならば、まずは一旦、その性も、からだの臓器である膣も、「あなた自身である」ことをそのまま受け止めてみましょう。

もちろん自分のペースで、ゆっくりと、徐々にで構いません。

そのファーストステップを少しでも、考え方などで「前に進めたかな？」と思えたならば、次のステップは、膣を見て、触れて、ケアを続けていくこと。

性のとらえ方と合わせて、ここまではそんなことをお伝えしてきました。

では、そのあとに大切なことは何でしょう？

それは、

「刺激を得て、感じて、粘液が出て、からだが潤う」

という、からだのしくみをしっかりと実感すること。

女性の幸せにとって重要な役割を担う、膣。じつはとてもしなやかで、たくましい臓器です。

ただし、そのポテンシャルを存分に発揮するためには、ふかふかでやわらかく弾力があり、しっかりと粘液が出て、潤っていることが条件になります。

たとえば、大切なパートナーとセックスをするとき。やわらかく弾力性があり、粘液をたっぷりと出せる膣であれば、感じる力もよりよいものとなるでしょう。それは、こころとからだの両面から、パートナーと深く繋がる準備が整っている、ということ。そして年齢を問わず、性交痛に悩むこともなく、セックスは幸せなコミュニケーションのひとときになるでしょう。

女性の「感じるからだ」のしくみを、少し性科学的に理解していきましょう。健全なからだの反応として、「感じる」という感覚が起こり得るのです。

その反応とは、次のようなものです。

感じる部位であるクリトリスへの刺激などにより、性的興奮が高まる
↓
骨盤内が充血し、膣壁のまわりにある毛細血管が拡張する
↓
膣前壁が膨張し、潤滑性のある透明な液体が放出される
↓
膣の内側にあるバルトリン腺、尿道口の左右にあるスキーン腺から

分泌液が出る

子宮頸管からも液が出て混ざり合い、それらを総合して膣分泌液という

快感を起こすためには、人によって感じ方の差はありますが、クリトリスをやさしくマッサージし、10分程度刺激します。すると、膣の粘液がたっぷりと出て、ペニスの挿入がスムーズになるのです。

セックスが、その肝心なことを知らないままに行われると、女性は気持ちよくなれないばかりか、粘液の足りない膣にムリに挿入されて痛い思いをしてしまいます。結果、女性はセックスに対して腰が引けてしまうことに。青年期に限らず更年期の人でも、つらいセックスがトラウマになり、セックスレスに陥る現状があります。

セックスの際、粘液が出ていることはとても大切なこと。けれど、「スムー

ズなセックスのために、そうならなければいけない！」と、あまり頭で考えすぎないこと。

なぜなら、セックス以外のシーンでも、大好きな人に抱きしめられたり、見つめ合ったり、気持ちがきゅんとするだけで、女性は膣からじんわりと粘液が分泌されるしくみになっているからです。それは女性として、健全な性生活を営める証拠です。

そして粘液には、外部から雑菌が入り込まないよう、生殖器を守ってくれるという重要な役割もあります。

膣が粘液でしっとりと潤っていること。その粘液力こそが女性にとっての健康な免疫力なのです。

膣が粘液で潤ったとき、「自分ははしたないのでは」とか、「いやらしいのでは」など、全く不要な罪悪感はどうぞもたずにいてください。

むしろ、ご自身のからだの健全さを、こころから喜んでいいのです。

2章　フェイクのない性～感じるからだ

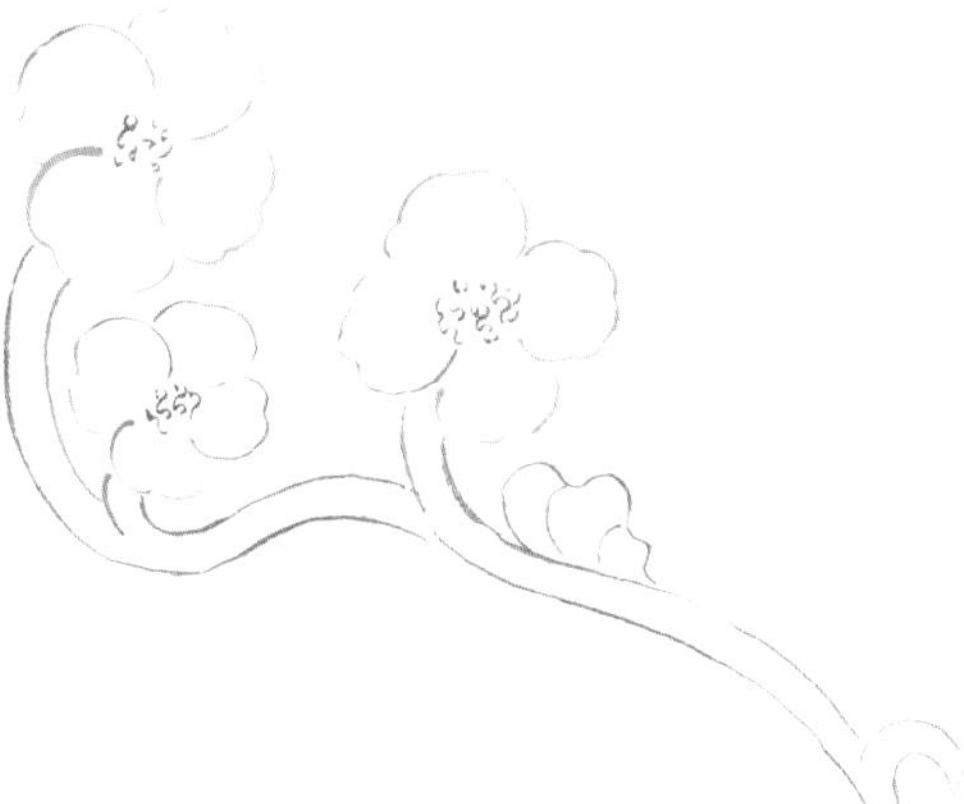

#『ボディソープで洗ってた』

――粘液力を上げる

粘液をしっかり出す、つまり、膣の粘液力を上げるためには、物理的なからだの潤いも必要となります。

膣の粘液は、加齢やストレス、性行為をしていない、そして間違った膣まわりのケアによって「潤い不足」が加速してしまいます。膣粘液が減少すると、粘膜が乾燥し、性生活に支障をきたすのはもちろん、女性らしさや健やかさが損なわれ、若くしてからだの老化が早まるなど、からだにとってよい影響はありません。

腟の粘液力が下がってしまう要因は、主に生活習慣にあります。
次にあげる生活習慣がある人は注意しましょう。

【腟の粘液力を下げる生活習慣】

- ✓ 化学繊維の下着をつけている
- ✓ 化学物質でできた生理用品を使っている
- ✓ 継続的におりものシートを使っている
- ✓ 石鹸やボディソープで腟まわりを洗っている
- ✓ 腟まわりのかゆみに市販のかゆみ止めを常用している
- ✓ 香料つきのトイレットペーパーを使っている

膣の粘液力アップのためには、デリケートゾーン専用のソープで洗い、専用のケア商品で保湿ケアをすることが基本です。そのほか、天然素材の下着や生理用品を使うこと、骨盤底筋を鍛えることなどがあげられます。

また、植物療法でも、膣粘膜の潤いを保つための生活習慣がありますのでご紹介します。

【膣粘膜の潤いを保つ生活習慣】

- ✓「アプリコットカーネルオイル」「ボリジ（ルリジサ）オイル」などで膣まわりのオイルマッサージをする
- ✓「ラズベリーリーフ」のハーブを摂る
- ✓「高麗人参」のサプリメントを摂る
- ✓やまいもやれんこんなどネバネバ食品を食べる

日常的な膣まわりのケアに加え、週に2、3回、「アプリコットカーネルオイル」などを指の腹を使って膣まわりにまんべんなく塗布します。やさしくマッサージしてもいいでしょう。膣まわりのマッサージについては、次のページで詳しく説明します。

「ラズベリーリーフ」は、ヨーロッパでは〝安産のハーブ〟と呼ばれ、妊娠を望む人や、妊娠中の人にも飲んでほしいハーブティーです。膣粘液の分泌を促す作用があります。「高麗人参」も、エキスやサプリメントとして売っているので、摂り入れることをおすすめします。

『マッサージって、必要なの？』

――膣まわりのマッサージと保湿

膣の乾燥や萎縮を防ぎ、粘液力を上げるためにも、青年期の人は予防として、更年期の人は日々のケアとして、膣専用のオイルやジェル、クリームなどで、膣まわりをやわらかくマッサージする習慣を心がけるとよいでしょう。

慣れないうちは、大陰唇や小陰唇、肛門まわりのやわらかい皮膚に、うっすらとオイルを塗布するだけでも、保湿に繋がります。

さらに慣れてきたら、専用のオイルを使って、膣の中までマッサージしてみましょう。

膣内をマッサージするというと、驚かれる方も多いかもしれません。

しかし、フランスで性科学を教えてくださった、パリ13大学元教授の産婦人科医ベランジェール・アルナール先生や、パリ大学院国際性科学協会の泌尿器科医ピエール・ボンディル博士によると、膣萎縮や乾燥を防ぐことにおいて、膣マッサージの習慣はとても大切なことなのだそうです。

オイルマッサージによって膣の血行を促進し、加齢によって薄くなり、乾燥してくる膣壁を保湿して潤わせることができるので、ぜひやってみることをおすすめします。

注意点としては、まずはご自身の手を清潔にすること。そしてなるべく化学成分が使用されていない、ナチュラルでオーガニックなオイルを準備しましょう。最近は、膣のマッサージ専用に作られたものも多く売られています。

【オイルマッサージの方法】

まずはオイルを手にとり、指の腹を使って、膣まわり全体にオイルを塗布し、やさしくマッサージします。慣れないうちはそれだけでも十分です。

だんだん慣れてきたら、膣内もマッサージしてみましょう。

オイルを手にとり、人差し指と中指にたっぷりと塗ります。その指2本を膣の中にゆっくりと入れていきます。痛みや不快感がある場合はムリせずに。可能なら、第二関節くらいまで入れていきます。

膣に指が入ったら、指の腹部分を使って、膣壁の内部に密着させ、全体になじませるようにぐるりと一周します。

オイルマッサージの前は、手を温めてから行うと、浸透圧が深まって、血流もよくなります。この「血流がよくなって、膣まわりが温かくなる」ということが、膣の状態をよくしていく基本になります。

膣まわりの模型
――オイルマッサージのやり方

①最初は膣の外側全体にオイルを塗布し、オイルをのばすように、やさしくマッサージする。
慣れないうちは、オイルを塗布するだけでもOK。

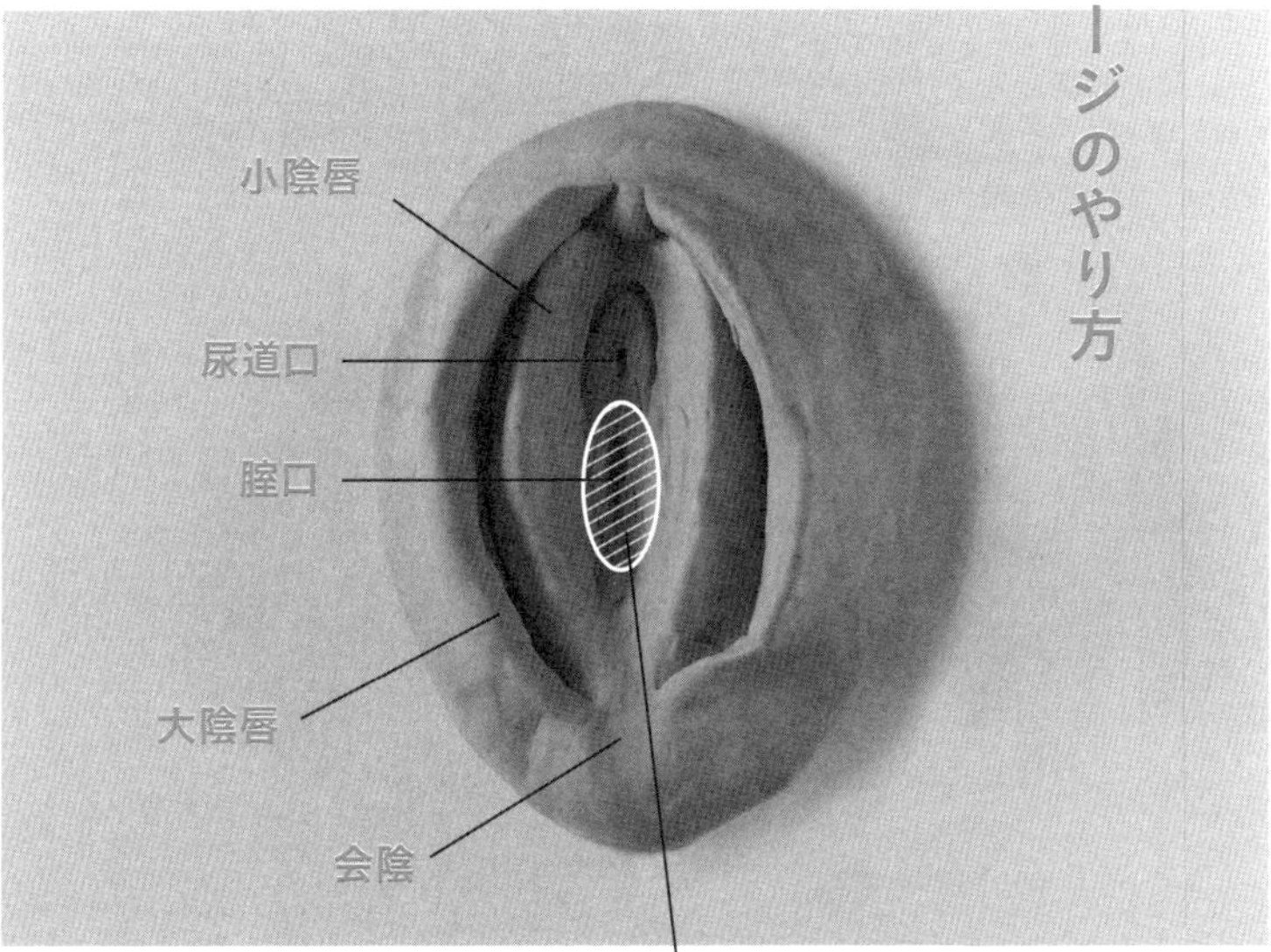

②慣れてきたら、膣内にもオイルを塗るように、2本の指の腹でマッサージする。

このオイルマッサージは、出産前後の腟まわりのケアとしても有効です。イヤな気持ちがあるならムリに腟内まで行う必要はありませんが、腟まわりをやわらかくし、粘液力を保つためにも、ケアのひとつとして取り入れてほしいと思います。

また、1章でご紹介した保湿（74ページ参照）についても、年代によって必要な手当てが変わってきます。症状によって、保湿剤を使い分けていくと、よりいいでしょう。

【黒ずみが気になるとき】

黒ずみの原因は、生活習慣や食生活、女性ホルモンの乱れ、そして加齢による色素沈着、下着の摩擦や擦れなどが原因で起こります。

黒ずみが気になる人は、メラニンの生成を抑える働きを持つ、腟専用の医薬部外品クリームでの保湿がおすすめです。正常なターンオーバーを促しながら、摩擦で刺激され続けた部分の黒ずみを軽減、ハリのある膣まわりになっていきます。

いずれの年代でも、黒ずみは将来、膣萎縮と乾燥の原因にもなるので、早めのケアをしましょう。

【乾燥・冷えが気になるとき】

乾燥し、日常的に膣まわりにかゆみがある、粘液が出にくくなった……という人は、クリームよりも膣専用オイルがおすすめです。

乾燥や萎縮の傾向がある人は、膣まわりが冷えているので、血流をよくすることが第一。手で温めた専用オイルを膣まわり全体的にふんわりとつけます。また、仙骨のあたり（腰の中央部にあり、背骨の一番下にある三角形の骨のこと。生殖器のポイントともされています）にもオイルを塗布して、保湿するのもいいでしょう。

さらに、仙骨を温めると、膣まわりも温まり、子宮の内側にある内臓の動きが活発になるため、免疫力を高める効果があります。

女性にとって膣まわりと仙骨は、一番冷えてはいけない場所。そして40代後半ごろから更年期を迎えると、肌の乾燥は急激に進みます。膣まわりも例外ではないため、そういう意味からも、40〜50代の人の保湿剤には、専用のオイルをおすすめしています。

【性交痛があるとき】

性交渉がうまくいかないときには、挿入を助ける専用の潤滑剤もあります。ただ、膣萎縮の進行度合いによっては、専門医の治療が近道であることも多いので、自己診断はせず、クリニックの受診をおすすめします。

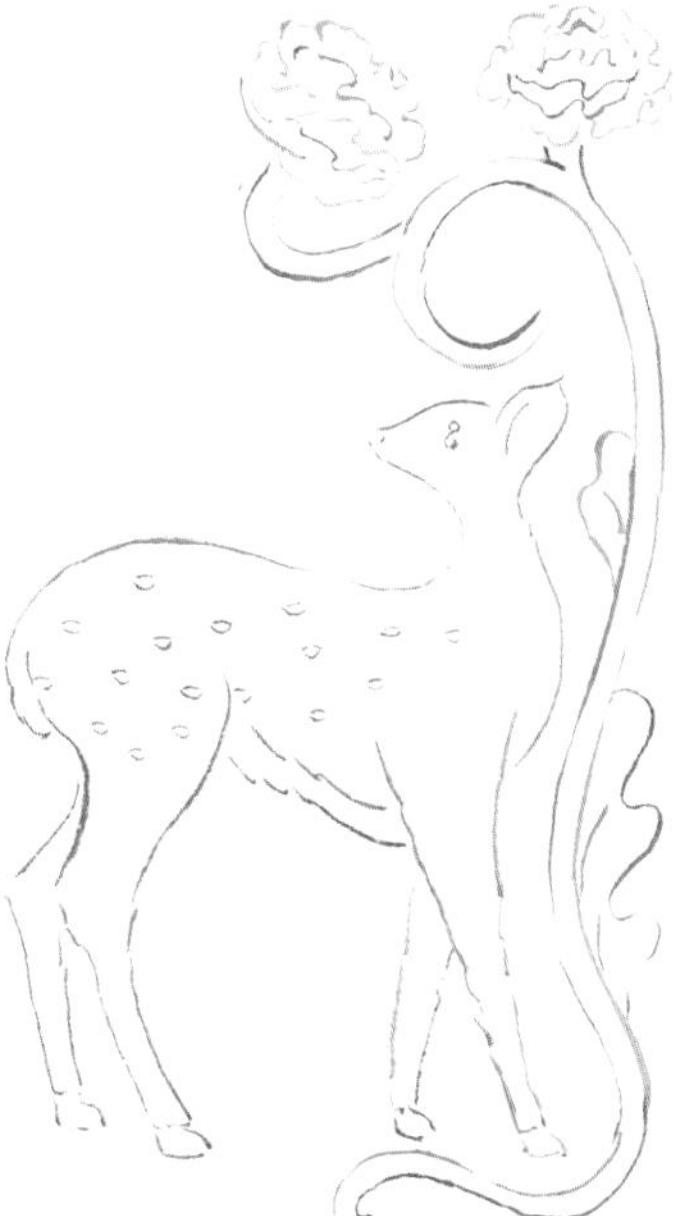

『いつもからだが冷えている』

——快感をさえぎるのは、からだの「冷え」

私の植物療法のスクールで冷えに関するアンケートをとったところ、1クラス25人中、なんと半数以上の16人が、からだが冷えている状態でした。

手足が冷えてしまっているということは、血行が滞っているということです。

先述したとおり、粘液が分泌されるしくみは、感じる部位である「クリトリス」への刺激によって血流が上がり、勃起が起こること。このバルトリン腺とスキーン腺から出る粘液は、少量の尿が混じった血漿《けっしょう》（血液に含まれる液体成分のひとつで、血液の55％を占める）という、血液の一種です。

大切なポイントは、

「血流をアップさせる」ことにより、粘液は充満するということです。

そのとき、血液の循環がいい状態であれば、血液の一種である血漿《けっしょう》も活性化するのですが、血流が悪ければ粘液も減少してしまうため、快感を得にくくなります。血流が悪くなる原因といえば、「冷え」。つまり、冷えは、こころにおいても、からだにおいても、快感の大敵と言えるのです。

つまり、膣まわりが冷えていたら、「粘液→快感→オーガズム」の流れは滞ってしまう。だから日ごろから、からだの巡りをよくしておくことが大切。「感じるからだ」づくりのためには、オイルマッサージで血行をよくして、ジェルやクリームなどで乾燥から守り、保湿をしてあげると、膣まわりは自然に温まり、皮膚のターンオーバーも正常になって、保水力の高い、ぷりっとした膣まわりをキープすることができます。女性にとって、膣まわりを保湿し、保水力を整えてあげることは、「顔のお手入れ以上に重要！」と私は考えています。

『あなたは私を大事にしてくれる?』

――あなたを本当に大切にしてくれる性のパートナーとは?

先述したように、膣専用のオイルやジェルを塗ってやさしく指でマッサージしたり、シャワーのような水流で刺激したりすると、膣まわりは血流がよくなり、感じる部位クリトリスには勃起が起こります。またセックスのときは、いきなりクリトリスの愛撫をはじめるよりも、まずは首や胸、お腹などの性感帯をマッサージしてもらうと、からだがほぐれて感覚が開きやすくなるでしょう。

ただし、それもパートナー任せにするばかりではなくて、自分で、自分の快感を掴《つか》みにいくことが大切です。からだのどのあたりを、どんなタッチで触られると気持ちがよくなれるのか？　また、クリトリスを刺激するときはどのくらいの強さがいいのか？

「こんなことをリクエストするなんて、いやらしいと思われるのではないか」「遊び人と思われるのではないか」と、気が引けてしまう気持ちもわかります。けれども、考えてみてください。

「パートナーの大事な感覚」について、そんなふうに思う相手は、果たして本当にあなたを大切にする人でしょうか？

パートナーの性をないがしろにするような相手は、性以外のことでも、おそらくあなたを尊重していない関係と言えるのではないでしょうか。

日ごろのセルフプレジャーなどで自分のからだについて研究し、自分の感じるところをパートナーにもきちんと伝え、話し合えること。それが大人の豊かなパートナーシップ、そしてコミュニケーションへと繋がると思うのです。

#『本当はセックスしたくない』

――言いにくいことこそ伝える勇気

日本では、性欲というものを、真正面からとらえられない傾向があります。理由はいろいろかと思いますが、まず日本人女性は、自分をオープンにさらけ出すのが苦手なところがあって、他人にどう思われるかを重視するあまり、性もフェイクになってしまうことが多いように思います。

女性は「産む性」をもっている分、情念のような気迫をもち合わせているところがあるように思うのです。だから私は、「好きな人にすがる」という、一見マイナスに思える行為も、カッコ悪いとは思っていません。むしろそういう部分にこそ、女性の色香、切なさの物語があるのではないでしょうか。大人の女性になっていく年代では、「いつでも元気印！」「好印象！」だけでは、色気も育っていかないのでは？　と思うのです。

ただ、本音をさらけ出すコミュニケーションに不慣れな日本人女性にとって、自分の本意を伝えることは、難しいものでしょう。そしてセックスのようにムードを大切にしたい場面では、なおさらハードルが高く感じられるかもしれません。

そのため日本の女性は、セックスの最中に痛みや違和感を感じても、なかなか相手に伝えることができないようです。

気持ちいいとは思えないのに、感じているフリをしてしまうのも、きっと多くの女性が経験していることではないでしょうか。

たとえば、前戯のときの愛撫のやり方や挿入のとき、痛みがあっても我慢してしまうのは、珍しいことではありません。
「せっかくのいい雰囲気が壊れてしまうかも」「相手を責めているように取られるかもしれない」「性に奔放だと思われたくない」など、女性らしい細やかさで、つい相手の気持ちを推し測ってしまう。

そうでなくとも、女性性が閉じたままの人は、何か問題が起きると真っ先に、自分を責めてしまう傾向があります。「痛いのは、私のからだがおかしいのかもしれない」「私さえ我慢すれば」と思うと、気後れして伝えられなくなってしまうのかもしれません。

しかし一般的に、セックスの痛みの原因は「前戯不足」であることが多いと言われています（もちろん年齢によっては、膣の乾燥や萎縮などが原因となることもあります）。

本来、愛撫のあとに膣からたっぷりと粘液が出ていれば、大きな痛みが出ることはありませんが、膣が挿入を受け入れる準備が整うには、少なくとも10分程度は感じる部位クリトリスをやさしくなでてあげることが必要です。

日本の男性は、アダルトビデオなどのコンテンツからセックスを学んでいることが多く、正しい知識を持っている人は本当に少ないと言われています。乾燥した手でゴシゴシとこすったり、あまり濡れていないうちに挿入や激しいピストン運動を行ったりすれば、痛みが生じてしまうのは当たり前なのです。

だからこそ、男の子をもつお母さんは、48ページでもお伝えしたように、正しい性教育をしてほしい。それは、すべての女性が、ひいては男性も幸せになる道筋に繋がるからです。


感じている演技も、相手を立てようとする奥ゆかしさがあればこそですが、真実を伝えないことには、いつまで経っても、相手があなたの正直な気持ちに気づくことはありません。

問題は、その状態が続くかぎり、せっかくセックスをしていても、からだのつらさによって離れていく要因になりかねないこと。それは、あまりにも、もったいないと思いませんか？

痛みや違和感を覚えたときは、勇気を出して、相手に伝えてみましょう。

何より、痛い状態で擦り続けられると膣は傷ついてしまいます。からだが痛みを覚えると、徐々に腰が引けるようになり、セックスに積極的になれず、そうするとパートナーとの関係に距離ができてしまいます。それこそセックスレスまっしぐら、ひいては関係性が終わるということもありえるでしょう。

そうならないためにも、肝心なのは、まずは自分自身が自分のからだの扱い方を知り、トリセツをもっておくことです。

「私の〝感じるところ〟にはこんな特徴があるから、ここをこれくらいの強さで、なでてほしい」
「こうされると気持ちがいい」

と、気持ちよくなれる方法を相手に説明できるようになれば、きっと喜んで協力してくれるはずです。

どれだけ経験豊富な相手でも、歳上だったとしても、誰でもはじめは、あなたのからだの素人です。
すべてまかせっきりにするのではなく、少しずつでも、自分のからだのことを知ってもらえるように伝えていけるといいですね。

『感じていいの？』

——私たちの感じるところのしくみ

毎日の排泄に対して後ろめたさを感じることはないのに、セックスに対して、また、オーガズムを感じることについて、後ろめたい気持ちが湧き起こるのはなぜでしょう。それはこれまで、性や性器をタブー視する刷り込みと抑圧があったことで、セックスのときに膣やクリトリスに何が起こっているのか、正しい知識をもたずにいるからではないでしょうか。

飲食をすると内臓がそれを消化し、排泄に至ることは知っていますよね。同様に、セックスをするとなぜ快感が起こるのか、からだのしくみを知ることは、それを受容するためには、とても大切なことです。

感じる部位クリトリスについて、もう少し詳しく説明しましょう。

女性だけがもつクリトリスは、別名「陰核《いんかく》」とも呼ばれています。その役割は、ずばり〝快感を得ること〟のみ。性的な気持ちよさやオーガズムを感じるためだけに備わっている部位があるのですから、快感というものが、人が生きていくうえで、いかに重要な要素かおわかりいただけるのではないでしょうか。

クリトリスは、外から見ると、外陰部の一番お腹側の先端に付いた小さな突起のことですが、じつはその大きさは7～10㎝ほどあり、大半が体内に隠れています。私たちが普段目にしている突起部分は「陰核亀頭《いんかくきとう》」という名称のほんの一部分ですが、その大きさや形状は男性のペニス同様に人それぞれ。外陰部から飛び出していたり、引っ込んでいたり、また包皮ですっぽりと覆われていたりする場合もありますが、どれも単なる個性で、正しい形、普通の形というものは存在しません。安心して、ご自身の形を受け入れてあげましょう。

ただし、陰核亀頭は歳を重ねると包皮が被っていく傾向にあります。お風呂で洗うときには、やさしく包皮を開いて、恥垢《ちこう》がたまらないようになで洗いしてあげましょう。

腟は、外陰部にある腟口から子宮頸部にまで繋がる筒状の臓器で、長さは大体7～8㎝ほど。腟内の壁は、平常時には前後がぴったりとくっついて平べったい形をしています。その入口の上のあたりにあるクリトリスに刺激を与えてあげると、血流がよくなり、温かくなってくるのです。刺激によって性的興奮を得ることでクリトリスは充血してパンパンになり、勃起を引き起こして、粘液の分泌を促します。

すると、クリトリスと接する腟口付近の腟の内部（いわゆるGスポット※）も充血して、シュワシュワと波打つような状態に。このとき、外陰部にある陰部神経への刺激が脳への電気信号となり、快感へと変わっていきます。

この電気信号が脳に達した瞬間、からだは興奮期に入ります。すると脳からは、オキシトシンやアドレナリン、β-エンドルフィンやアナンダミドなど、いわゆる「幸せホルモン」が分泌されます。

これらのホルモンの働きとしては、アンドロゲン、エストロゲンによって性欲が活性され、ドーパミンやセロトニンによって「好き」という感情が高まります。オキシトシンは、授乳のときにも出るホルモンで、人と人との絆を深めると言われています。

具体的に再現すると、まるで10個くらいの風船を、一気に膨らませて、頭の中が真っ白になるようなもの。「何もできなくなる」「何も考えられなくなる思考停止状態」というと、よりイメージできるでしょうか？

「思考停止状態」といっても、それは心地のいい波のような状態です。そのふわりとした快感を得る波は、女性のからだに、何度でも起こるようになっています。それは、脳の神経物質が、波のように伝達していくからなのです。

からだをゆるめて、波間をゆりかごでただようような、「脳内が真っ白になる状態」が、オーガズムであると理解するといいでしょう。オーガズムを得ると解放感、恍惚感《こうこつ》が得られます。パートナーとのセックスであれ、セルフプレジャーであれ、自分のからだをそんな状態に導く時間は、とても素敵なものだと思いませんか？　ちなみに、快感やオーガズムを感じている人ほど、アクティブでエネルギーに満ちあふれていると言われています。

そして女性には、クリトリスという、快感を得るためだけの部位が標準装備されています。心地いい、気持ちいいという感覚は、女性にとっては心身ともにすべてプラスに働くもの。また、ハグやキス、そして言葉によっても、女性の自律神経の働きは活性化されます。快感を得ること、感じることは、「罪悪感を感じる必要は、全くない」ということをぜひ知ってください。

※Gスポット
ドイツの産婦人科医エルンスト・グレフェンベルク氏が発見した女性の性感帯で、膣の内側の、クリトリスと接するエリア一帯のこと。「G」はグレフェンベルク氏の頭文字から名づけられたと言われている。

性科学として知っておきたい快感のしくみ

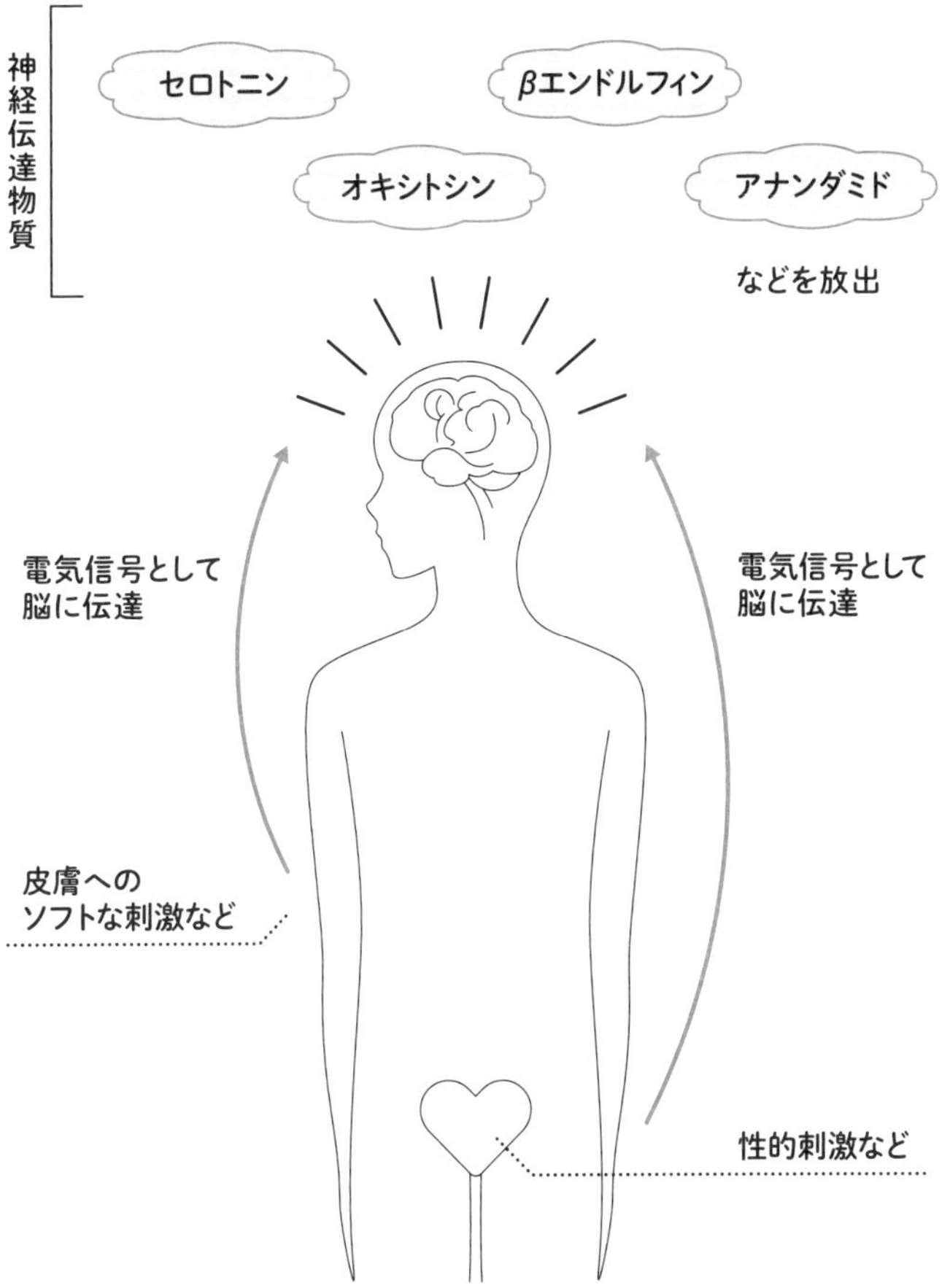

『私、がんばってる！』

——ストレスに敏感すぎる私たち

かたい言い方をすれば、人類としてのセックスの目的は、生殖。人間が子孫を残すための「種の保存」です。

もちろんその言葉通りですが、私はほかにも、セックスは「エネルギーの交換である」という意味合いがとても大きいと思っています。つまり、「膣にペニスを挿入し、精子を出す」ということだけがゴールではなく、お互いが触れ合うこと、そして抱きしめ合うことの親密な時間まで含めて、本質的なセクシャリティであると思っています。

けれど現代の日本は男女共、こころもからだもストレスフルで、ヘトヘトに疲れ切っています。そもそも、交換すべき「エネルギーそのもの」が枯渇《こかつ》している。何事も真面目に取り組み、きちんとしている反面、ストレスを抱えてしまいがちな日本人の特性が、エネルギーの枯渇、ひいては性欲減退の原因になっていると言えるでしょう。実際、２０２１年の出生動向基本調査※では、18〜34歳の未婚女性の「性体験なし」率は52・５％（男性は47・０％）といったデータもあるほどです。

基本的に、フランスをはじめとするヨーロッパの人たちは、「性欲も湧かなくなるほどヘトヘトになるまで仕事することに、一体何の意味があるの？」と考えています。反して、日本人女性の多くが、人間の三大欲求の大切なひとつ、「性欲」が湧かないという状況に陥っている背景については、このストレスとの関係が大きいのでは、と思うのです。

講演やセミナーなどでお話ししたり、カウンセリングでお話を聞く際には、女性特有の不調や性のこと、ときには生い立ちにまで話は及び、泣き出してしまう人もいます。

「プチうつ状態」「生理痛がキツい」「プレ更年期かも」といった症状を抱える中で、「幸せを感じるセックスをしたことがない」「自分は自己否定のかたまりです」など、「女性として、人生がうまくいっていない」と、さまざまな方向に話が向かっていくのです。

そのとき、私からはいつも、「それは、あなたのせいではないのですよ。性を閉じられてきたからなのです」とお伝えすると、ご本人もまわりの人も、みんなぽろぽろと涙を流してしまう……。

そんな光景を目の当たりにする度に思うのは、現代女性（おそらく男性も）の多くが、よく言えば

「感受性が高い」

少し厳しい言い方をすれば

「敏感すぎ」

になっているのでしょう。

「社会や他者から、自分はどう見られているのか」という不安と恐れ、ストレスでこころがいっぱいいっぱいになると、脳のさまざまな部分に作用して、情緒が不安定になります。そして、何においても一喜一憂してしまうようになるのです。たとえば緊張や不安、イライラ、抗うつ、意欲低下、無気力、情緒不安定、性欲減退といった精神状態に現れます。

その結果、先の女性たちのように、脳内の幸せホルモンが神経に伝わらなくなって、いつもくよくよ悩んでしまい、すぐに涙が出てしまうことに。こころのみならず、自律神経系のバランスが崩れ、月経不順やＰＭＳ、冷え性、頭痛といった、女性特有の症状も表れてきます。

ストレスがさらにたまり続けると、自律神経系だけでなく、内分泌系にも影響が出はじめます。

脳下垂体から副腎皮質刺激放出ホルモンが出て、コルチゾール（副腎皮質）というホルモンのバランスが崩れます。コルチゾールは本来、脂質の代謝、筋肉を作り上げる大切なものですが、一定量を越してしまうと体内の免疫力を落としてしまい、からだに問題が起こるようになってしまうのです。

具体的には、アレルギー、アトピー、ヘルペス、関節リウマチ、不妊、がんの発生や成長など。行動面としては攻撃的・過敏、過食、飲酒量・甘いものの摂取の増大などにも繋がります。

いまの、何ごともがんばりすぎる女性たちは、快感を感じる余裕も欲もなくなっていると言えるでしょう。

※参考：国立社会保障・人口問題研究所　第16回出生動向基本調査（結婚と出産に関する全国調査）２０２１年６月実施、２０２２年９月公表　Ｐ31

『セックスがストレス解消になるの？』

――幸せなセックスは、ストレスを緩和する

青年期、そんながんばり屋さんの女性たちにこそ知っていただきたい、大切な事実があります。

「鶏《にわとり》が先か、卵が先か」問題のようですが、それは、幸せなセックスがストレスを緩和するということ。

満たされたセックスを行うことで、精神を穏やかに、安定させる効果が大きいと言えるのです。「セックスはエネルギーの交換」とお伝えしたのも、性科

学のもと、実際のからだのしくみから言えることだからです。

「ストレス反応」と相反する生体反応に、「リラクゼーション反応」というものがあります。休息して疲労を回復し、新たなエネルギーをたくわえようとする反応のことで、「安全安心な環境にある」と脳が判断したときに起こる、「非戦闘状態」のこと。セックス以外にも、「眠る」「笑う」「入浴する」「自然にふれる」「マッサージを受ける」「瞑想する」など、緊張から解放され、心身ともにゆるみ、寛《くつろ》いでいられること、つまり自分にとって「心地がいい」という感覚はすべて、ストレスに対しプラスに働くのです。

私たちのからだは、快感を感じることで脳が刺激され、β-エンドルフィンやオキシトシン、プロラクチン（アナンダミド）といったさまざまな脳内物質が分泌されるしくみをもっています。これらは「快楽物質」とも「幸せホルモン」とも呼ばれ、高揚感をもたらし、痛みをやわらげ、ストレスを軽減して、心身をリラックスさせるもの。つまり心地よいセックスは、日常生活の疲れやイライラを吹き飛ばし、不安や緊張、孤独感を癒してくれる何よりの薬。幸福感にあふれた、最高の精神状態をもたらしてくれるのです。

さらに、性科学の観点からも、セックスは、肉体面でも健康を促すさまざまな効果が認められています。

快感を感じることで膣液が分泌され、膣まわりが潤うのはもちろん、セックスでからだを動かすことは、

・関節や筋肉を適度に使う
・血流をよくして心拍数を上げる

など、スポーツにも似た作用をもたらします。フランスの心臓病の連盟医学

会では、「セックスは心臓の健康を助長する」と提言されていますし、心臓血管疾患がある場合も、「一般的で定期的なセックスは心臓に対する保護効果を発揮する」というのは、広く知られているところです。

日本では、からだが活性化する青年期の女性でさえも、最近はセックスから遠ざかってしまう傾向があります。それはじつは健康維持の面から考えても、非常にもったいないこと。

そしてもちろん、セックスはパートナーとの関係においても、大切な役割を担っています。「愛情を確かめ合うことで絆が深まる」という感覚的なことだけではなく、前出の「オキシトシン」というホルモンが作用する科学的な現象は、とくに見逃せません。赤ちゃんに母乳を吸われる際にも分泌されるこのホルモンは、別名「愛情ホルモン」と呼ばれ、相手を愛おしむ気持ちを湧かせ、親密さを深める働きがあります。まさに、性の喜びを愛に変えてくれるホルモンと言えるでしょう。

『心地いいセックスを経験したい』

――楽器で奏でる音楽のようなセックスを

　フランスに住んでいたころ、女友達との会話といえば、恋愛に関することばかりでした。誰かが「恋人候補とセックスが合わない」と話すと、「それは次に行くべきね！」なんて意見が当たり前のように出てきます。当時の私は、「そんな大事なことをセックスの相性で決めるなんて、なんておかしな話なんだろう」とあきれていたものでした。

　けれどもその後、大学で性科学の学びを深めていくにつれ、私自身も、人間にとってセックスがいかに大事なものかを理解できるようになりました。

　もしもあなたが、過去の私のように、セックスを重要視する人生を低俗と考えているとしたら、理解を深め、視野を広げていただけると嬉しく思います。

セックスは、私たちのこころとからだにポジティブな影響を与え、ほかのことからは得られないような幸福感をもたらしてくれる、かけがえのない営みなのです。

「心地いい」と感じるからだ同士でコミュニケーションを行うセックスは、楽器で奏でる音楽のようなもの。

パートナーとともに、そんなメロディを作り上げていく時間を楽しめたら、本当に幸せで素敵なことですよね。でもそれは、フェイクを捨て、正直に、自分をさらけ出してこそ叶えられるもの。

女性性とは何か。

それは、いかに自分が自分に正直になれるか、ということにその本質があるのではないでしょうか。

「あなたの心地よさは、あなただけのもの」

その感覚をこころから大事にしてほしいと思います。

『夜、寝る前にスマホを見てしまう』

――セクシャリティの源は「睡眠」にある

植物療法のスクールに通う生徒さんたちには、いつも「必ず守ってくださいね」とお伝えしていることがあります。

もちろん、私自身も守っていますが、それは、最低でも、眠る1時間前になったら、スマホやパソコンの光を目に入れないこと。

スマホやパソコンなどのデジタル機器から発生するブルーライトは非常に強い光で、また光が拡散するため、チラついて目がとても疲れやすくなります。

できれば夜に過ごす部屋の照明も、蛍光灯ではなく、ダウンライトにするよう、おすすめしています。

その理由は、メラトニンという、脳の松果体《しょうかたい》（睡眠ホルモンであるメラトニンを分泌する脳器官）から分泌されるホルモンにあります。

メラトニンは睡眠などの生体リズムを調整する働きがあり、光によって調節されています。そのメカニズムは、起床から14〜16時間でメラトニンの分泌がはじまり、徐々に高まることで、深部体温が低下し、休息した状態になり、眠気を感じるようになります。そして朝、日光を浴びることでメラトニンの分泌は止まります。

よって、眠る前に強い光を感知すると、メラトニンの分泌が抑えられてしまうため、睡眠リズムが乱れる原因となるのです。また、年齢を重ねると、メラトニンの分泌量は減ると言われています。

「それが、性のことと関係あるの？」と思う人もいるかもしれません。けれども、この睡眠の質の低下が男女ともに、「とくに理由はないのに、性欲が低下している」というパターンに繋がっている可能性が大きいのです。

それは一体なぜなのか、からだのしくみからご説明しましょう。

夜、眠る直前までネットサーフィンをして、SNSや動画配信を楽しみたい、という気持ちは理解しているのですが、目にガジェット類の光を入れることで、体内では次のようなことが起こってしまいます。

【ブルーライトを見ているときのからだの影響】

ブルーライトが目に入る

↓

強い光で、光が拡散するため、目が疲れる

←
それによって生体リズムを調整する働きの睡眠ホルモン「メラトニン」がうまく分泌されなくなる
←
睡眠リズムが崩れ、睡眠の質が落ちる
←
「メラトニン」がうまく分泌されないため、「成長ホルモン」が低下する
←
免疫が低下する
（風邪をひきやすくなる・感染症にかかりやすくなるなど）
←
性機能を司る「女性ホルモン（エストロゲン）」が低下する
（月経痛、ＰＭＳ、プレ更年期、卵巣が酸化し、機能が低下）

男性の場合は、「男性ホルモン」が低下する
↓
性欲が低下する

……といったさまざまな弊害が起こってくるのです。

メラトニンによって、「成長ホルモン」の分泌が促され、思春期であれば性的な成熟を促し、青年期以降は、免疫機能や認知機能に作用します。

また、男女ともに言えることですが、性機能を司る女性ホルモン（エストロゲン）、男性ホルモン（テストステロン）の分泌にも関わってきます。ゆえに、成長ホルモンの低下は、性欲の低下に繋がってしまう、というわけです。

2章　フェイクのない性～感じるからだ

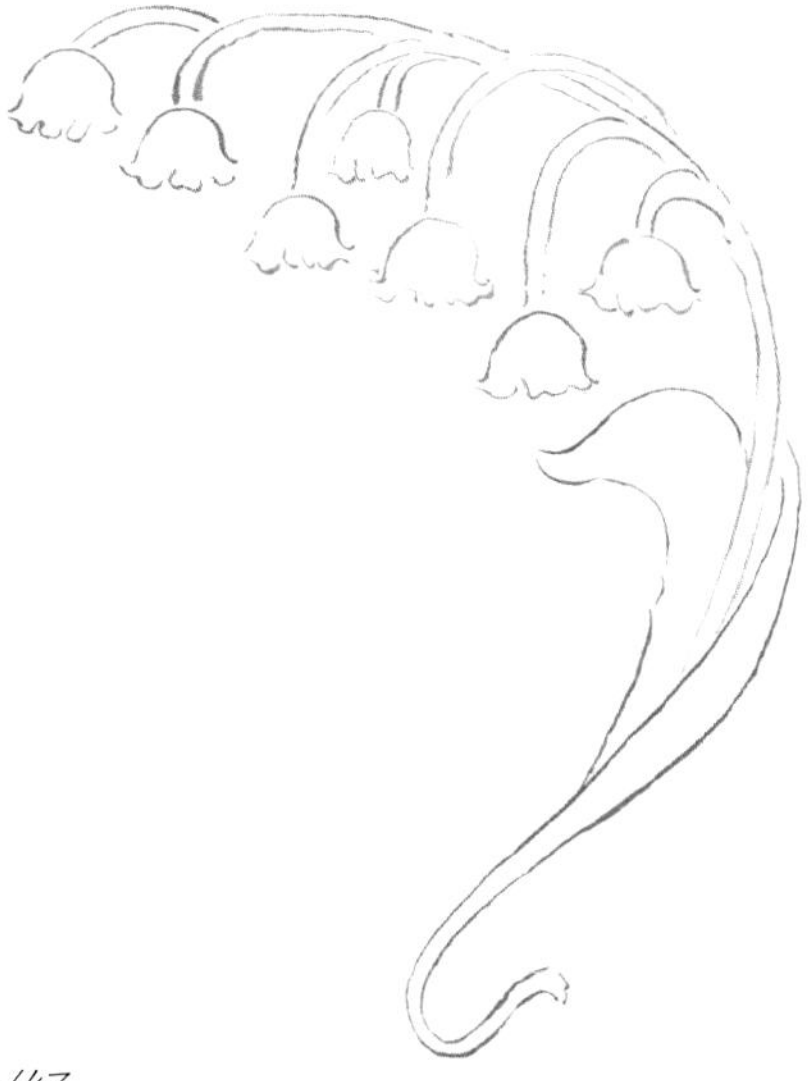

『朝、起きてもスッキリしない』

——睡眠がいらない情報を整理してくれる

人は睡眠中、「レム睡眠」と「ノンレム睡眠」を交互に繰り返しています。そのサイクルは人によって80分～100分と、個人差があるようです。

眠りの最初に訪れる「ノンレム睡眠（25時ごろのもっとも深い眠り）」では副交感神経が優位になり、からだの力が抜け、呼吸が深くなります。このとき、その日に起きた、自分にとって不要な情報を脳から消去してくれる働きがあり、記憶の整理が行われているのです。

私たちは1日の中で、いろいろな情報に触れ、人に会い、話し、学んでいます。そこには、「残しておきたい大切なこと」と「誰かに言われたイヤなひと言や他人のうわさ話など、忘れてもいい、どうでもいいこと」があります。

脳はパソコンのデフラグ作業のように、睡眠を通じて、そういったさまざまな情報の整理をしてくれているのです。そのおかげで、ぐっすり眠った翌日には、前日にイヤなことがあったとしても、「まぁいいか」「私は私でいいんだ」と思えるようになる。その積み重ねはやがて「時薬《ときぐすり》」となって、悲しい出来事もある程度は薄れていく。

そんなシンプルなことで、人本来のエネルギーは、ちゃんと戻ってきます。それなのに、眠る直前の1時間で、さほど大切ではない、他人のSNS情報を入れてしまえば、脳は情報でパンパンになってしまい、「消去」どころではなくなるでしょう。

ストレスを発散しようと思って見ている夜中のスマホが、そもそもの生きるエネルギーを奪っていると言えるのではないでしょうか。

『ぐっすり眠りたい』

——体内リズムを取り戻す眠りのための習慣

朝起きたときに、「寝ても疲れがとれず、目覚めがスッキリしない」「いつまでもネガティブなことが忘れられない」「不安感が消えない」という人は、たんに「メンタルが弱いせい」などと片づけないで、寝る前の過ごし方や生活習慣を一度疑ってみてください。

なぜなら、次にあげるような、

本来は「睡眠によって回復する」

さまざまな機能がうまく働いていないため、健全なからだができていない可能性があるためです。

【睡眠の主な効能】

①脳とからだの休息
②ストレスの消去
③記憶の整理（レム睡眠時）
④ホルモンの分泌
⑤からだの修復
⑥免疫機能の維持
⑦血液の産生
⑧寝返りによるからだの歪みや強張《こわば》りの解消

十分な睡眠がとれていない場合、④⑤⑥に関することで言えば、膣の粘膜も薄くなり、粘液にも影響が出る、ということです。⑦で言えば、血流が悪くなるということになります。

生活習慣によって体内リズムが崩れて、成長ホルモンや女性（男性）ホルモンも分泌されず、疲労回復もできないからだになっていれば、性欲までたどりつかなかったとしても不思議ではありません。

体内リズムの流れとしては、個人差はありますが、起床から14〜16時間でメラトニンの分泌がはじまります。たとえば朝6時に起床し、日光を浴びたら、午後8時〜10時くらいにメラトニンの分泌がはじまりますので、この時間からは、睡眠の導入によい、次のような習慣に切り替えていきましょう。

・ぬるめのお風呂に浸かる
・紙の本で読書をする
・照明はダウンライトに切り替える
・軽いストレッチや瞑想をする

自分本来のエネルギーを取り戻すためには、何を、どこから取り組めばいいのか。あふれる情報の中で、そういった優先順位が、みんな全くわからなくなってしまっているいまの時代。けれども、質の高い睡眠をとる、そのための準備として、目に光を入れないように

「スマホは切る」。

そんなシンプルなことが、じつはとても必要で、何より大切なことと言えるでしょう。

『性のエネルギーって何？』

——「ネットなき時代は子だくさん」の意味

多くの人はあまり注目していませんが、「睡眠と性」の関係は、「不妊」という社会的な問題にも繋がる、非常に大切なテーマだと思います。

20代、30代の方からも、不妊や不妊治療のつらさについて相談を受ける機会も多く、「妊活を始めて2年経っても妊娠しない場合は、不妊治療をしたほうがいい」というのが、一般的になっているとのこと。

からだにもこころにも負荷がかかる不妊治療。周囲からの「まだできないの？」といった声にも敏感になり（そんなことを言う側の問題もありますが）、自己否定に繋がってしまいます。

また、男性側からのセックスレスの要因として、不妊治療のプレッシャーがきっかけになるケースも少なくないようです。

まず、不妊治療の初期のステップでは、タイミング療法があります。タイミング療法とは、医師が患者の排卵周期などから受精しやすい日を特定してセックスを促す方法です。

女性は赤ちゃんを授かりたい一心で「この日ね！」「今日は大事な日だから早く帰ってきて！」と約束を取りつけようとしますが、男性の側も、仕事で疲れていたり、心配ごとがあったりすれば、いつでも肉体的にスタンバイOKになれるわけではありません。

けれど、もちろん赤ちゃんは欲しいし、その想いにも応えたい。でもチャンスは1ヶ月に一度……。そんな風に思い詰めてしまうと、精神的に追い込まれてしまうのでしょう。

生殖を目的としたセックスでは、男性が挿入可能な状態にならないことにははじまりません。ところが、男性は女性が想像する以上のプレッシャーを感じて、女性とのセックスが億劫《おっくう》になってしまう傾向にあります。

男女ともに、「原因は自分にあるのではないか」と思うと、お互いに愛情があるからこそ、ギクシャクしてしまう。ともすると、離婚に至ってしまう場合もあり、非常に現代的で、センシティブな問題と言えるでしょう。

そこで、みなさんにぜひご紹介したい、私のとってもおきのお話があります。

私の夫の母親は、戦後すぐの生まれで、13人きょうだいの13番めでした。義母の家族にかぎらず、そのころは本当に子だくさんの方が多かったのですね。

当時は戦争の真っ只中で、「明日、日本はどうなってしまうのか」という、生きるか死ぬかのとき。昼間はいつ空襲になるかわからないけれども、真っ暗になる夜は、まだ静かだったようです。

そこにはまさに、頭で考えるのではなく、本能的な「生きるためのおおらかな性のエネルギーがあったんだな」と、私は実感しました。戦争という、死に直面するようなときに、性エネルギーが発動するのもまた、人間らしい。人が生き延びるための、遺伝子に組み込まれた戦略と言えるかもしれません。

当時は食べるものといえば、畑で掘ったお芋くらい。わずかな食料を食べて、生き延びていた人々。いまは、栄養のあるおいしい食事があり、高度なサプリメントも摂取できます。ましてや食品ロスが問題になるような、飽食の現代とは大違いです。それでも夫のおばあちゃんは、戦時中も性の営みを続け、エネルギッシュに13人もの子どもを産み落とし、96歳まで長生きしました。

いろいろな面で恵まれているのは、戦時中よりも圧倒的に「いま」。なのに、この性のエネルギーの違いは何だろう？

もしかすると、とてもシンプルに、「夜が暗くて」「ネットもスマホもなくて」ということなのでは？　メラトニンとセロトニンが正常に分泌することで成長ホルモンも出て、自律神経の交感神経と副交感神経も、しっかりとスイッチが切り替わっているからでは？　そしてそれは、「明日死ぬかもしれない」という極限状態においても、しっかり性欲が生まれ、やれることをやる！　ということに繋がっている。

ということは、かつての時代は、からだのメリハリが自然に生まれる環境が整っていた、そんなシンプルなことではないのかしら？　という気すらしたのです。

政治の世界で言われている「異次元の少子化対策」よりも、とても簡単でお金もかからず、すぐできる「寝る前のスマホ禁止令」のほうが、より早く、不妊の解決に繋がるのではないか？　と思ってしまうのは、果たして私だけでしょうか。

人は、経済が約束されているから子どもを産むのではなく、生きるエネルギーがあるからこそ、子どもを産み育てる生き物であると思うのです。

2章　フェイクのない性～感じるからだ

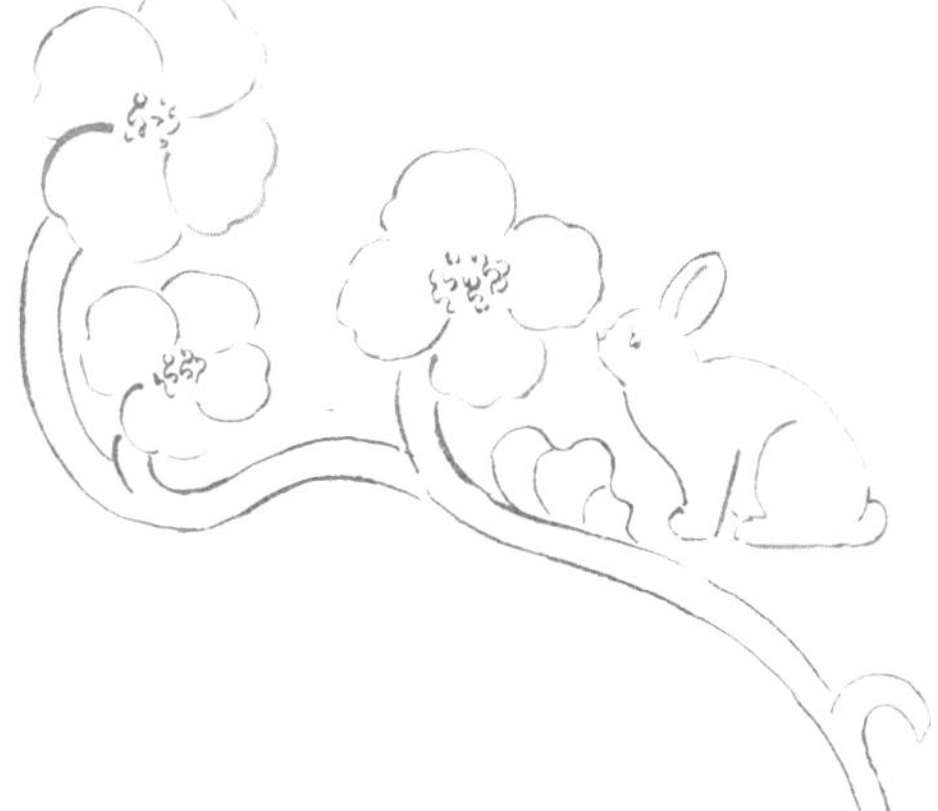

『定期的に乳がん検診を受けよう』

――乳がんチェックのためにも乳房に触る

ここまで膣まわりのことを中心にお話ししてきましたが、女性のからだについて語るなら、乳房のことも外せないでしょう。

乳房は、首筋などと同様に皮膚が敏感なところ、いわゆる「性感帯」と呼ばれる部分でもあり、ここへの快い皮膚刺激は心身をゆるめ、五感を研ぎ澄ます効果があります。

ストレスや自律神経、女性ホルモンバランスのケアとしてとても有効です。

そのため、日常的にマッサージをすることをおすすめしています。

具体的には、クリームやオイルをビー玉大くらい手のひらにとって温め、手のひら全体を使ってやさしくなでるようにマッサージします。

乳房のマッサージにはもうひとつ、しこりなどの初期症状に気づくことで、乳がんを早期に発見できるという効果もあります。皮膚にくぼみやただれがあったり、乳頭から分泌物が出るなども、初期症状のひとつなので、しっかり鏡でチェックしながら行うといいでしょう。

乳がんは、女性の部位別がん発生率の1位を占めています。日ごろから自分の手でマッサージすることによって、からだの異変を早く感じとれるよう、心がけていただきたいと思います。

何より大切なのは、定期的に検診を受けることです。クリニックによっては、痛みのない検査方法を取り入れているところもあり、医療技術は日々向上してきています。

なお、乳がんの予防には、日々免疫力を高めることも大事です。ここでは乳がん予防のための植物療法もご紹介しましょう。

【乳がんの予防】

✓「黒豆茶」を飲む
✓「エゾウコギ」のハーブを摂る
✓「えごま油」や「アマニ油」などのオメガ3系オイルを摂る
✓「月見草（イブニングプリズムローズ）」や「ボリジ（ルリジサ）」のオイルを摂る

「黒豆」は抗酸化・抗炎症成分であるアントシアニンを多く含みます。豆をそのまま食べるのもいいですし、黒豆茶として飲めばからだを温めるので一石二鳥です。

「エゾウコギ」は強壮作用もあり、免疫力を高めてくれる代表的なハーブ。ハーブティーやサプリメント、チンキなどで摂るといいでしょう。

また、青魚などに含まれるオメガ3系のオイルは、細胞を再生し、血管を若返らせると言われています。サラダなどにかけて手軽に摂れる「えごま油」や「アマニ油」がおすすめです。ただし酸化に弱いので、加熱はせず生で摂ること、開封したら冷蔵庫に入れて早めに使い切ることをこころがけてください。

月経痛のところでもご紹介した「月見草」や「ボリジ」のオイルは、γ-リノレン酸を多く含むため、細胞を作り上げるお手伝いをしてくれます。オイルは酸化しやすいため、カプセルやサプリメントがおすすめです。

『植物の力ってすごい』

——妊娠・出産・産後について

膣まわりのことをお伝えするにあたって、重要な役割を果たすとも言えるイベントには妊娠・出産があります。心身ともに消耗の激しい大仕事ですが、じつは植物療法がサポートできることはたくさんあります。これから出産を予定している方はもちろん、青年期の娘をもつお母さんにも、ぜひ読んでいただきたいと思います。

【妊娠を望んでいる人へ】

- ✓ **健康的な食事と生活習慣の実践**
- ✓ **基礎体温をつける**
- ✓ **十分なリラクゼーションと睡眠をとる**
- ✓ **妊娠できるからだ作りとして、「高麗人参」「マカ」「ラズベリーリーフ」「大和トウキ」「ヒュウガトウキ」「ヴァンルージュ」「シャタバリ」「ダミアナ」などのハーブを摂る**

妊活するのであれば、まずはベースとなるからだ作りからはじめましょう。これまでもお伝えしてきたように睡眠不足やストレスフルな生活をやめ、規則正しい生活に。冷えて免疫力が下がったからだでは妊娠しにくいのは当たり前です。

疲れがたまり、弱ったからだのベースを上げてくれるのは、「高麗人参」や「マカ」といった、滋養強壮作用や精力増強作用をもつハーブ。サプリメントやエキス、パウダーの状態で売られています。

ただし「高麗人参」は、女性ホルモン系のがんで治療中の方、血液溶解作用のある薬を服用中の方は注意が必要です。また、思春期前の子どもがサプリなどを服用するのはおすすめしませんが、参鶏湯《サムゲタン》など食事で摂ることは問題ありません。

また、粘液力アップのところでもお伝えした「ラズベリーリーフ」は、別名「安産のハーブ」。ヨーロッパでは結婚した女性へのギフトとして人気です。妊活中はもちろん、妊娠後期にもおすすめで、ハーブティーとして飲むといいでしょう。

「大和トウキ」「ヒュウガトウキ」は、日本特有のハーブで、血液を浄化し、血流をアップさせて、免疫機能を調整してくれます。サプリメントや粉末で販売されています。

「ヴァンルージュ」は赤ぶどうの葉のハーブで、からだを温めてくれるため、冷えている女性におすすめです。ハーブティーやチンキ剤で摂りましょう。

「シャタバリ」「ダミアナ」は強壮作用のあるハーブで、あまり日本では流通していませんでしたが、最近はサプリメントなどで販売されるようになってきました。

【妊娠初期～中期のケア】

- ✓ **つわりには、「よもぎ」や「メリッサ」のハーブを摂る**
- ✓ **「ペパーミント」の精油を香らせる**
- ✓ **むくみには、「ダンデライオン」や「エルダーフラワー」のハーブを摂る**

鎮静・鎮痛作用がある「よもぎ」は、ハーブティーやチンキ剤で摂ることができます。神経系の安定のために「メリッサ」もおすすめです。

また、つわりで苦しんでいる人には、「ペパーミント」のすっきりした香りが効果的なので、精油（エッセンシャルオイル）を用意しておくといいでしょう。ハーブティーも血行をよくしてくれます。

妊娠中のむくみには、腎臓の働きを助けて排泄機能を高め、巡りをよくしてくれる「ダンデライオン」のハーブティーを。ノンカフェインなので妊娠中のみならず産後もおすすめです。「エルダーフラワー」も利尿作用があり、ハーブティーやチンキ剤、液体シロップなどで摂ることができます。

【妊娠後期のケア】

✓ 「ラズベリーリーフ」のハーブを摂る
✓ 腟まわりのオイルマッサージをする

妊活にもいい「ラズベリーリーフ」は、出産準備のころになったら再度摂ってほしいハーブです。子宮の緊張を和らげると言われており、出産3ヶ月前から産後まで、ハーブティーで飲むといいでしょう。

日本では出産の際、会陰切開することはなかば常識のように思われていますが、膣まわりのオイルマッサージをすることで皮膚をやわらかくし、できるだけ会陰切開しなくてもスムーズにお産ができるよう準備することは大切です。私は実際、多くの女性の出産時に膣まわりのケアをお手伝いさせていただきましたが、会陰切開することなく、産後のダメージも軽くなった人が大勢いました。

具体的には、「アプリコットカーネルオイル」など膣まわりに適したオイルをたっぷり手に取り、会陰や膣口に塗って、皮膚がやわらかくなるようにやさしくマッサージします。出産直前まで行うといいでしょう。

【産後のケア】

✓ 会陰切開の治癒のために「よもぎ」や「ラベンダー」を使う
✓ 子宮収縮のために「ラズベリーリーフ」を摂る
✓ 気分の落ち込み、不安感の解消に「メリッサ」を摂る
✓ 髪と爪のサポートのために「スギナ」を摂る
✓ 授乳のために「フェンネル」「ダンデライオン」を摂る

オイルマッサージによって会陰切開を避けられたとしても、出産後のからだのダメージは相当なはず。大きな傷を負った状態のようになりますから、植物の力を借りてからだの回復をはかっていきましょう。

「よもぎ」は強い抗炎症作用があり、韓国の産後院では出産後に必ずよもぎ蒸しを行うほど。よもぎ粉とさといも粉をまぜて水で溶き、よもぎパックをした

り、「よもぎ」を10分ほど煮出してお風呂に入れるなどもおすすめです。また、会陰切開でできた傷には、抗炎症効果が高く、肌に直接つけられる「ラベンダー」の精油を使ってもいいでしょう。

出産前から摂ってほしい「ラズベリーリーフ」は、出産後の子宮収縮をサポートしてくれるので、産後もハーブティーで飲み続けることをおすすめします。「メリッサ」はハーブティーやチンキで、「スギナ」はサプリメントやパウダーで摂ることもできます。

授乳がはじまったら、母乳の分泌促進のために、「フェンネル」のチンキや「ダンデライオン」のハーブティーを飲むと効果的です。

『脱毛って、痛くないの？』

――アンダーヘアのこと

私は、前著『潤うからだ』の出版当時から、「アンダーヘアは不要」とお伝えしてきました。

ですが、「毛は大事な部分を守るために生えているのだから、必要では？」と考える人も多くいます。「もともとあるものを、なぜなくさなければならないのか？」という意見の人もいて、どちらが正しいということではなく、選択はひとりひとりの見解によるものとなっています。

ここでは、私の個人的見解について、いま一度、お伝えしたいと思います。

実際に、アンダーヘアを処理することは、すっきりした見た目以上に、健康面でも多くのメリットをもたらします。

アンダーヘアがないことのメリットはいくつもありますが、おすすめしたい一番の理由は、

清潔な状態を保ちやすくなることです。


アンダーヘアがあれば、排泄時に尿や便が絡まりやすくなります。ペーパーで拭き、ウォシュレットを使用したとしても、完全に落とし切るのは難しく、不衛生になりがちです。

また、膣まわりは、汗や皮脂、おりものを分泌することから、ただでさえムレやすくなっています。そこに毛があれば、いっそう熱がこもり、においやかゆみ、炎症などを引き起こしかねないでしょう。

さらに、皮膚の炎症はメラニンを発生させるため、黒ずみやすいことをご存知でしょうか？　もちろん、アンダーヘアが膣まわりにこすれれば、それも黒ずみの要因となります。

また、アンダーヘアがないほうが膣まわりに対して意識が行きやすく、とにかくケアを行いやすくなります。


では、アンダーヘアの処理は具体的にどうすればいいのでしょうか。

まず、最低限、毛をなくしておきたい場所は、小陰唇のまわりを指す「Iライン」と肛門のまわりを指す「Oライン」です。この「I・Oライン」を脱毛するだけでも、排泄物は絡みにくくなり、ムレが軽減され、さらには、洗うのも保湿剤を塗るのも圧倒的にラクになるでしょう。

最近、20～30代の女性の間では、アンダーヘアを完全に脱毛するハイジニーナを希望する人が増えているそうですが、恥ずかしいと感じるなら、前から見たときに見える「Vライン」だけ、小さく残しておくとよいでしょう。

サロンでのレーザー脱毛やブラジリアンワックスのほか、医療脱毛や、自宅でケアできる脱毛機器など、選択肢は広がってきています。

医療機関での脱毛なら、麻酔をするなど痛みを軽減する方法もあります。さまざまな施術方法の情報を集めて、ご自身にもっとも合う方法を見つけていただければと思います。

『アンダーヘアが介護と関係あるなんて』

——介護の質が変わる

最近では、「介護脱毛」という言葉も聞かれるようになりました。アンダーヘアの存在が、老後の介護問題にも深く関わっているからです。

歳を重ね、からだが思うように動かなくなったとき、私たちは、おむつをはき、排泄まわりのお世話を他人に委ねなくてはならなくなるかもしれません。

そんなときもアンダーヘアがなければ、

排泄物の拭き取りが格段にスムーズになる、

ということが言えます。すると、アンダーヘアに排泄物がこびりついてにおいが気になったり、拭き残しで肌がただれて痛い思いをしたりすることもありません。そのうえ、介護者への後ろめたさも最小限に抑えられるのではないでしょうか。

ここまでの説明を読んで、アンダーヘアの処理には、メリットがたくさんあることを理解していただけたと思います。

脇毛のことを思い出してみましょう。いまどきは、若い世代から年配の人まで、脇毛を処理するようになりましたね。ほとんどの方が、きれいに処理されていると思います。

でもじつは、日本で脇毛の処理がはじまったのは、ほんの60年ほど前だと言われています。おそらく当時は、現在のアンダーヘアと同じように「脇毛は大切な場所を守っているから」と考える人が多くいたからなのでしょう。

アンダーヘアも、それと同じこと。何年か後には、「アンダーヘアは脱毛するのが当たり前」という時代が来るのではないかと思います。

アンダーヘアの脱毛をした人の中には、「処理をしたことで、はじめて自分の膣まわりを見た」という声も少なくありません。これまでケアをしてこなかった場合は、いささか驚かれる方も多いようですが、きちんと自分の目で見たり、触ったりすることができるようになると、今度は、手をかけてあげたい気持ち、大切にしたい思いも湧いてくることでしょう。

アンダーヘアの処理は、見た目を整え、ケアがしやすく、衛生面を向上させるだけでなく、これまで見過ごしてきた膣まわりへの意識を高めてきちんと向き合う、そんなきっかけにもなるでしょう。

3
章

My story

ゆらぐからだとこころ

「次なる性」のはじまり

更年期

[40代〜50代後半くらい]

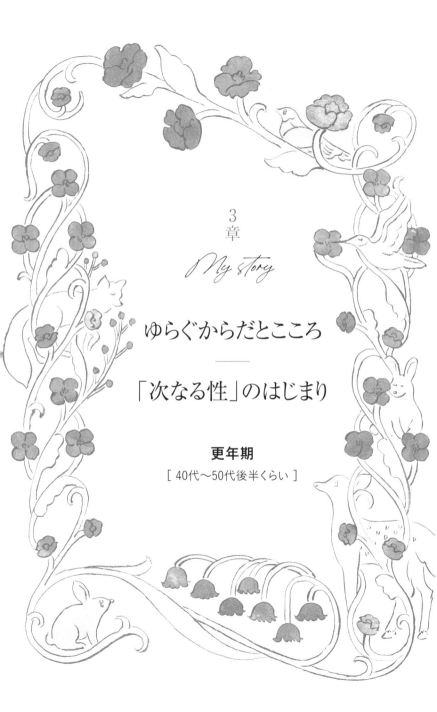

月経が終わる閉経を挟んだ、前後10年間のことを更年期と呼びます。生殖機能が衰えはじめ、なくなるまでの期間ですが、その時期は人それぞれ。30代後半から「プレ更年期」といって更年期と似た症状が出る方もいます。いずれにせよ、女性にとってからだが大きく変化していく時期と言えます。

母性が満ちるとき　～与えて、育む

女性のからだは、女性ホルモンの影響を受けながら、一生のうち何度も変化します。中でも、初潮以来の劇的な変化が訪れるのが「更年期」。月経が終わりを迎える閉経を挟んだ、前後10年間のことを言います。

こころもからだも、ゆらぎが訪れるこの時期を、穏やかに、そしてしなやかに乗り越えていくには、どのようなことが必要なのでしょうか。

現在、更年期の真っただ中にいる人、これから迎える人にも言えるのは、この時期でもやはり、「女性としての自分を受け入れる」ということに尽きます。

女性のからだの物語を四季にたとえるとするならば、更年期は秋。やがて来る冬の時期を快適に迎え入れるための、準備期間です。

妊娠可能な時期に終わりを告げようとしている中、からだのほうは女性ホルモンの減少に伴い、ホットフラッシュ（ほてり、のぼせ、発汗など）や月経不順・過多、うつ、動悸《どうき》、膣まわりのトラブル、ＬＤＬコレステロール（通称、悪玉コレステロール）の増加など、更年期特有の症状が現れる人が多くいます。

そしてライフスタイルについても、子どもの教育課程や独り立ち、それに伴う家族やパートナーとの関係性の変化、健康不安、親の介護のはじまり……など、人生で向き合う課題がより深まっていきます。

一見すると、「ちょっとつらそう」な時期に思える更年期。でも私は、この時期だからこそ、ほかの季節にはない、豊かで成熟した「母性」が満ちてくるとも思うのです。

「母性」とは、私は、子どもを産むことで備わるといった、狭い定義に収まらないものであると考えています。子どもをもつ、もたないという、単なる二軸で語られるものではなくて、母性とは、「育む」こと。

言うまでもなく、その対象は自分の子どものみならず、姪っ子や甥っ子、それ以外の他人の子ども、または仕事の部下や後輩、あるいは植物や動物と、多岐にわたります。さらには何かを作り上げることもまた、母性のなせる業《わざ》のひとつでしょう。

「母」という字にあるふたつの点が、「乳房」を象徴しているように、お母さんはみずからの栄養を子どもに受け渡していくものです。相手は子ども以外であっても、自分で自分を満たせてさえいれば、コップの中の水という母性はかれることはありません。尽きることのない愛が母性となって、本物の慈愛になるのだと思います。

ただ、それによって少し疲れてきてはいませんか？

ＪＲ東海の有名なＣＭシリーズ「そうだ 京都、行こう。」をご覧になったことがある人は多いと思います。２０２３年のＣＭでは、口から6体の仏像が出ている空也上人の映像を背景に、「なぜ、こんなにも粗末な衣で痩せっぽっちなんだろう」という問いかけから、「己を空っぽにしても人に与える」ということについて、ナレーションが流れます。

このCMを見たとき、私は空也上人の当時の生き方はたしかに素晴らしい、と思うと同時に、こうも思ってしまったのです。

「でも、まず自分が満たされることが先だよね？」

「空っぽなコップのまま、人に与えてばかりはつらいのではないか」と。

セックスのときには、痛みや苦痛を感じても、疲れていても、「相手を傷つけたくないから」我慢する。「ちゃんとした自分でいなければ」と、寝不足でも月経痛でも我慢して、仕事も家事も子育てもがんばってしまう。自分のことは後回しにしてでも、家族や子ども、パートナーのために尽くしてしまう。

この国には、そんなふうにやさしくて、がんばり屋さんの女性たちが多いからこそ、「自分の血肉を分け与えてでも、相手に」というのは、もちろん美徳ではあるけれど……。「これ以上求めるのは、もはや酷なのでは？」とも、思わずにはいられません。

いま、こころもからだも疲弊しきっている人は、その、「尽きることのない母性」を、一度、自分に向けてあげましょう。

もしあなたがこれまでに性のつまずきがあったなら、それを受容して、からだについては、まず何より、女性の源である腟まわりのケアをして、粘液や快感を大切にする。日常生活では、睡眠のリズムや食事の内容を整えていく。

自分を育て直すことは、自分を丁寧に扱ってあげることと同義です。まずは自分のからだ、そしてこころから湧き上がってくる「感じたい」気持ちに、フタをしないこと。

たとえ更年期であっても、「感じるからだ」をちゃんと取り戻すことができるはずです。

『お母さんのようにはなりたくない』

――母と娘の負の連鎖を超える

私が社会人になったのは、1980年代。ちょうど、男女雇用機会均等法（職場での性別による差別を禁止する法律）が制定されたころでした。

それまでの女性の代表的な生き方だった「専業主婦」が主流の時代は終わりを告げて、女性であっても、思う存分、好きなだけ働くことができるようになったのです。私はもちろん、当時の女性たちはそのことがもう嬉しくて、夜遅くまで働いては同僚と飲みに行ったり、遊びに行ったり、それでもまた翌朝になれば、張り切って職場に行く。栄養ドリンクのCMでは、「24時間働けますか？」というキャッチコピーが流行したりもして、令和の時代から見ると、「ブラック企業なの？」と思われるような文化も、「当たり前のこと」でした。もちろんその時代背景には、産業革命以降の高度経済成長期、バブル時代と、経済が右肩上がりだったことが大きく影響しています。

「もっと会社を、日本を盛り上げなければ！」と、経済優先で、誰もが走り続けていたあの時代。そのころ子どもだった人たちの多くは、専業主婦として暮らす母親を見て育ったのです。また、「誰のおかげで食べていけると思っているんだ」という、あの昭和の父親たちの常套句《じょうとうく》。私と同世代の働く女性たちは、きっとその反動から、「母親のように、父親の顔色をうかがう女性にはなりたくない。自立して生きていきたい」と思って働いてきたのでしょう。

そんな女性たちが母となり、その子どもたちは、ちょうどいま、20〜30代前半くらいでしょうか。仕事柄、その子どもたちに当たる年代の人と接すると、彼女たちもまた、「私の母親のようにはなりたくない」と言う人が多いのです。

また、いま思春期のお子さんをもつお母さんたちは、就職氷河期世代に当たります。バブル世代の私よりも、もっとムリをして、仕事に子育てに、邁進《まいしん》している女性が多いはず。その世代の親をもつ娘たちもいずれまた、「お母さんのようになりたくない」と、言い出すような気がしてなりません。がんばっているけれども、その背中が、幸せそうに見えないからではないでしょうか。

高度経済成長期以降、それぞれの世代の娘たちが、「お母さんのようになりたくない」と感じてしまう人が多いのはなぜでしょう。「幸せそうに見えない」のは、私たちが生きているこの現代社会は、夫婦というパートナーシップのありように、ひずみが生じざるを得ない状況だからだと思うのです。

「3組に1組が離婚する」※と言われるこの国。子育てのサポートも不十分な制度の中、妊娠、出産、授乳とすべての行為を行い、そして働いてまでいる女性たちは、何かとタスクが多くてストレスまみれです。

けれど、年齢を重ねていくにつれ、女性のからだは確実に疲弊していきます。女性ホルモンであるエストロゲン（卵胞ホルモン）やプロゲステロン（黄体ホルモン）の働きが落ち、バランスが崩れてくるに従って、子宮内膜症、子宮筋腫、子宮頸がんなど、さまざまな女性疾患の諸症状がからだに現れてしまいます。土台であるからだの健康が損なわれかねない状況では、精神的にもイライラするし、落ち込んだり、不安になったりして当然。パートナーと、愛やセンシュアリティを育む余裕など、あるはずもないのです。

この国の、母と娘の負の連鎖を断ち切るとき、マイナスのロールモデル像を書きかえなければならないときが来ています。あなたがあなたの性を祝福する「性の育て直し」をして、わが子にも、他人の子どもにも、大切なことを伝える母性、その役割を果たしていきましょう。

※年間当たりの離婚数を婚姻数で割った「特殊離婚率」による

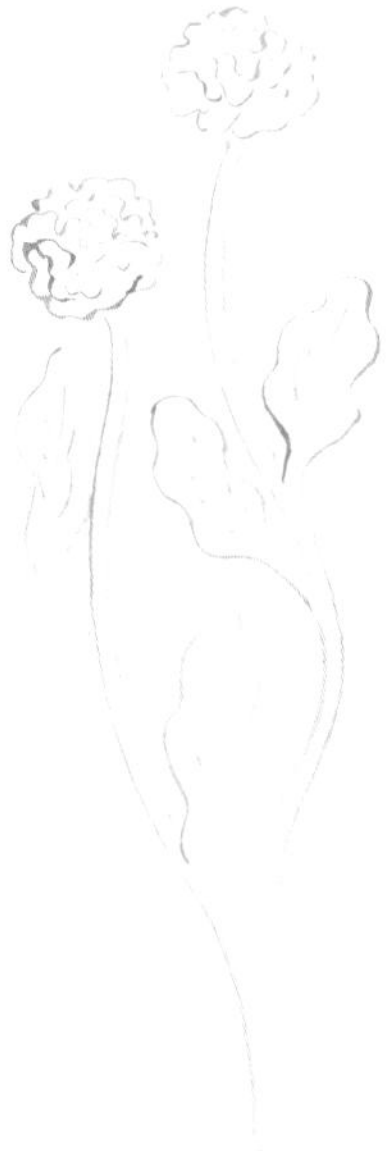

『セックスレスは当たり前』

――日本の大きな「性」の問題

日本の夫婦関係における大きな問題のひとつに、「セックスレス」があります。その割合は年齢によって異なるそうですが、平均すると半数以上にのぼるという調査結果※もあります。

夫婦で性を分かち合うことが結婚という制度なのに、それができなくなってしまう。かといって諸外国のように、女性が自分自身で性を満足させることも肯定されにくい。それではお互い切なくなるばかりで、「良い悪い」はともかく、不倫が多発してしまうのもまた、制度やしくみの歪みが生んだ問題と言えるでしょう。

セックスレスになる原因のひとつに、日本では、結婚をして夫婦になると、相手を性愛の対象として見られなくなるケースが多いようです。

「子どもができたら、父親と母親になってしまった」

「身近すぎて、急に甘いムードに切り替えるなんてできない」

といった話はよく耳にしますが、この傾向は、「夫婦」よりも「家族」や「親子」の単位が重視されがちな日本ならではかもしれません。


フランスをはじめ、欧米諸国では、「夫婦のセクシャリティ」はもっとも優先されるべきものとしてとらえられています。

子どもをシッターに預け、ふたりでディナーに出かけることは珍しくなく、昼間は仕事や子育てに慌ただしくしている妻も、夜には甘い香りのキャンドルを焚いたり、さりげなくセクシーなナイティを身につけたり、夫へのアピールを忘れることはありません。夫のほうも、そんな妻への褒め言葉を絶やさず、仕事帰りに花を買って帰るなど、日常的に愛を表現しています。

夫婦はどこまでいっても「恋愛感情に基づいたふたり」なので、セックスは大前提のもの。

また、欧米では、事実婚を法制化したパートナーシップ制度を導入している国がたくさんあります。有名なところではスウェーデンの「サンボ」、オランダの「登録パートナー制度」など。

フランスにも、結婚以外に、「PACS（連帯市民協約）」というパートナー制度があります。これは1999年に同性カップルの権利を法的に守るためにできた制度で、日本の事実婚に近いのですが、大きな違いは、「法的に守られている」ということ。たとえば、

・性別に関係なく婚姻関係を結べる。
・結婚したカップルとほぼ同じ保障や権利、「民法」「労働法」「税法」「社会保障法」において、待遇やメリットが与えられる。
・PACS契約を解消するときも、本人同士の同意のみでOK。裁判所の介入

は不要で時間もお金がかからない。
デメリットとしてはＰＡＣＳでは養子縁組ができないということがあります。

こういった形のパートナー契約が法で認められているのは、「性」を尊重するフランスならでは。「パートナーになったけれども、暮らしてみたら違うとわかった」となることも、「それはありえる」と、前提にしているのです。だから結婚という制度を取らずとも、好きな人と一緒になることができる契約方法を国が認めている、ということ。「お互い、もう違うね」と関係が終わっているのに、そこに子どもがいるから別れられないとか、家庭内別居、仮面夫婦状態になるとか、また「仲はいいけど、セクシャリティはない」「お互い疲れているし、セックスはしなくていい」というようなことは、フランスではあまりありません。

私の恩師である、パリ13大学元教授の産婦人科医、ベランジェール・アルナール先生も、最近は60歳を超えて3度目のご結婚をされ、新たな愛を育んでいる真っ最中です。その表情はとてもやさしく、ふたりの間にあたたかい気の流れを感じます。

ひるがえって、一方の日本では、むしろ「夫婦はセックスレスになるのが普通」という風潮すらあり、「セックスレスでも仲よしです」とおっしゃる方も増えています。

もちろん、夫婦の絆はセックスだけで語れるものではありません。夫婦両方に欲求がないのであれば、「人生をともに歩むチームメイト」「子育てを乗り越える戦友」として、喜びや悲しみを分かち合い、信頼し合えるリレーションシップを築くことができ、それも十分に素敵な関係と言えます。

ただ、それが本来の欲求や希望にフタをして我慢をしている状態であれば、いずれ必ず、問題となって出てくるでしょう。「セックスレスでも仲よし」の裏にひそむ隠された問題とは、「両方の欲求が同じではない」場合です。

セックスに関して片方だけに欲求がある場合には、夫婦のあり方に大きくかかわってきてしまいます。そうであれば、「このままでいい」とするのではなく、真摯に自分たちの問題として向き合い、とらえる必要があります。

性の問題は夫婦やパートナーにとって大切なものです。ふたりの関係の中で、ひとりだけが我慢するのは、健全な関係とは言えません。どうか、価値観や考えのすれ違いを、決して見過ごさないようにしてほしいと思うのです。

※妻の年齢50歳未満の夫婦全体（総数）でみると、過去1か月間に夫婦間で性交があった夫婦の割合は37・9％。妻の年齢が20代の夫婦では6割を超えるが、30代前半では5割を下回る。過去1か月間に性交がない場合を「セックスレス」とする場合、該当するケースは、妻50歳未満の初婚どうし夫婦の約6割となる。

参考：国立社会保障・人口問題研究所　第16回出生動向基本調査（結婚と出産に関する全国調査）２０２1年6月実施、２０２２年9月公表　P78

『もう大丈夫だと思っていた』

——40代で望まない妊娠をしないために

セックスレスの問題がある一方で、日常的にセックスをしてはいるけれども、知識不足のせいで望まない妊娠をし、「中絶手術を選ばざるを得ない」という40代以上の女性もいます。

資料によれば、2021年度の1年間で人工妊娠中絶をした40代女性の数は13270件。中絶件数の全体のほぼ1割を占めていて、じつは20歳未満よりも多い※のです。

また、40歳以上の「予期せぬ妊娠」については、NHKの情報番組「あさイチ」でも取り上げられていました（２０２２年12月19日放送）。

キャリアのこと、子育て、自身の健康、介護問題など、さまざまな事情から、「子どもはもうもたない」と決めている40代女性は少なくないことでしょう。では、パートナーとセックスはするけれども、「子どもはもたない」と決めている人は、望まない妊娠を避けるために、どんなことに気をつけたらよいのでしょうか。

まず、「もう40代だし、避妊せずにセックスをしても、妊娠しないだろう」「膣外射精をすれば、問題ないだろう」というのは、大きな誤解です。不妊に悩む人がいる一方で、卵巣の機能が正常に活動している人は、更年期であっても、40代、50代であっても、閉経するまでは妊娠する可能性がある、ということを知っておいてください。

そして閉経についても、正しい知識をもっているでしょうか。

閉経は、最後の生理から1年以上過ぎて、なお生理が来ない状況を言います。

それまでは、「もう閉経した」と思っても、避妊をしなければ、妊娠する可能性はあるのです。実際に私の場合、妊娠を望んでいたからではありますが、生活習慣を見直し、植物療法でからだを整えていたこともあり、42歳で自然妊娠しました。


具体的な避妊方法としては、現在はコンドームよりも、ホルモンを使った避妊法や手術が一般的だと言われています。私の年代では避妊具の代表だったコンドームも、正しい使い方ができていないこともあり、効果が少ないもののひとつとなっています。

ピル（経口避妊薬）は、飲み忘れずに正しく飲めば、高い確率で避妊ができます。しかし市販では購入できず、産婦人科での処方のみとなります。

また、IUD（Intrauterine device）といった子宮内避妊具を装着したりすれば、数年にわたり高い避妊効果が保たれますが、いずれも専門家に相談することが不可欠です。

つまり避妊について正しく向き合うことは、ここでも、「マイ婦人科をもつ」（62ページ参照）ということに繫がっていると言えます。更年期の年代の人も、いま、「排卵のリズム」はどうなっているのかなど、自分のからだについて、しっかり現状を把握しておくことが大切。聡明《そうめい》な女性であるためには、知っておくべき知識を得ることを怖がらずに、どんどん、医師というプロフェッショナルの手を借りてほしいのです。

また、知識を得ると同時に、パートナーと向き合うことができるかどうか、自分のからだを守るための、コミュニケーションの問題があります。

中には、避妊をしたがらないパートナーに対してノーが言えず、望まぬ妊娠をしてしまう人もいるでしょう。

「女性のからだは、40代でも50代でも、閉経して1年経っていなければ、妊娠する可能性がある。わたしは子どもをもつことは望まない。だから、きちんと避妊をしたうえで、あなたとセックスをしたい。そのためにはどうしたらいいか、話し合いたいの」

あなたは、パートナーに対して、きちんとこのような情報、思いを伝えることができますか。「伝えたところでわかってもらえない」とするならば、そのパートナーは、果たしてあなたにふさわしい相手でしょうか。経済的な事情で離婚が難しいなど、いろいろな背景はあるでしょう。けれど、自分を大切にするということは、現状の不都合に対しても、しっかり目を向けていくことでもあります。

性の問題は、自立の問題。

望まぬ妊娠、中絶でこころやからだが傷つくのは、自分自身である、ということは、忘れずにいてほしいと思います。

※厚生労働省　令和３年度衛生行政報告
人工妊娠中絶件数及び実施率の年次推移より
https://www.mhlw.go.jp/toukei/saikin/hw/eisei_houkoku/21/dl/kekka5.pdf
（２０２３年10月25日に利用）

『あの人を見るときゅんとする』

――更年期を楽しむ「妄想力」

ここまで、日本人女性のセンシュアリティについて、時代背景など、さまざまな角度からお伝えしてきました。

そして、40年、50年、女性を生きてきて、いま。

あなたは「性欲」というものを誰に向けているでしょうか。

「性欲なんていうもの、パートナーはもちろん、誰にも、全く湧きません」

「もちろんパートナーに愛されたいとは思うけれど、どうせうまくいかないだろうと、あきらめています」

……そんな想いを抱えている人たちにくり返しお伝えしたいのは、「食欲」「睡眠欲」同様に、いくつになっても「性欲」があるのは人として普通のこと。現状がどうであっても、「想いは自由」。そして、その想いに対しては、誰もが「正直であっていい」ということです。

それぞれが本来は持っているはずの性欲。そしてセンシュアルな気持ちと重なって、パートナーとの触れ合いに結びつくもの。これも「私のからだ」を育む母性のひとつであり、女性性のひとつです。

セックスとは決して、激しいもの、相手を満足させなければならないもの、射精に至らなければならないものではなく、背中をなでてもらいたい、キスをされたい、手を握りたいなど、「触れ合いたい」と望む気持ちこそが大切なのです。

けれど、そういう想いすら「湧きません」となってしまう状態は……。

性科学という観点から見ると、

「いま、あなたは疲れていませんか？」

「本能が働いていない状態ですよ」

「それ以上疲れてしまうのは、からだにとって危険ですよ」

「あなたはこの人でいいのですか？」

というこころとからだへのメッセージでもあるのです。


人間は、性のエネルギーを、こころとからだの中で巡らせて響かせて生きています。

いま、性欲が湧かないという人は、まずこころとからだの声に耳を傾けてみるといいでしょう。

そのときに大切なのは、現実も状況もいつもと同じであったとしても、「あんなことがあったらいいな」「そしてこうなったらいいな」と、妄想を楽しむこと。妄想を楽しむこころの余白は、やがて「あの人に会ってみたいな」「こんなところに行ってみたいな」というわくわく感に繋がっていきます。

そうやって、自分の中にもちゃんと「こうありたい」というエネルギーがあることや、すべてやる気がなくなってしまったわけではない、ということを、内側で確認する時間をもちましょう。妄想を紙に書き出してみるのもいいですね。素敵なアーティストの推し活でもいいし、イケメンがいる美容院やジム、カフェに実際に足を運んでみる……等々、なんでもOKです。そんな「きゅんとする」ことの小さなひとつひとつも、れっきとしたセンシュアリティ。

ハッピーな妄想や予定を自分の中で作ること。

それも、「セクシャリティを楽しむ」ことのひとつと言えるでしょう。

恋愛にまつわる妄想ができなかったら、「もし宝くじに当たったら、どうしようかなぁ」という夢物語だって構いません。カナダの作家L・M・モンゴメリの『赤毛のアン』をお読みになった人もいることでしょう。主人公のアンは、それこそ「妄想が得意」な少女。たとえ赤毛の、完璧な美女ではなくても、孤児で社会的地位は低くても、自分の想像力と明るさで、人生を切り開いていくことの大切さを伝えているこの物語は、私も少女時代、大好きでした。

妄想は、頭の中のストーリーを膨らませていくこと。そして、自分の中でわくわくする力こそが、女性性です。どちらかというと左脳（論理的思考）が発達している男性とは違い、右脳（直感的なひらめきやイメージ）が発達している女性は、いい意味で、自分にとっておめでたいことをあれこれ考えるのが、本来得意なんですよね。

何をもって、いま、自分は幸せと感じるのか。
何をもって、いま、自分はわくわくしているのか。

「私は結婚しているんだから」「子どもがいる母親なんだから」「いい歳しては

しゃいでる場合じゃない」……そんなふうに、気持ちにフタをしないでほしいのです。モラルは一旦置いておいて、あなたの中に湧き上がってきた気持ちは、自分の中だけでも受け止めてあげましょう。

思い通りに生きることは難しくても、「こういう気持ちが自分の中にもあったんだな」と認めること。

それは性科学的にも、「こころもからだも健全な証拠。おめでとう！」と、喜ぶべきことなのですから。

『セックスはしないといけないの?』

――間違ったセックスの定義

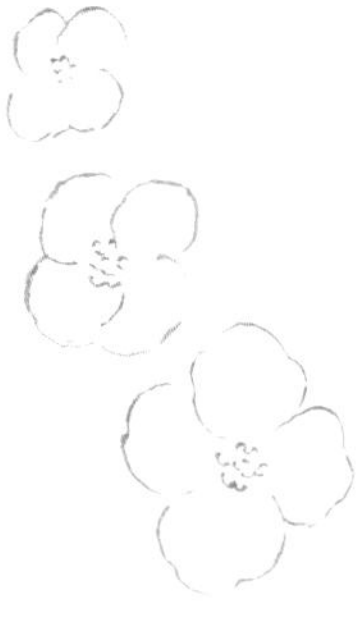

私の活動に関心を持ってくださる女性向けのメディアから、セミナーの依頼をお受けすることがあります。

セミナーでは、膣まわりのケアをお話しすることが多いのですが、ケアの領域を超えて、毎回多くあがる声が、「セックスは必ずしなければならないのですか?」「セックスはしたくないんです。おかしいですか?」といったもの。

セミナーではいつも必ず、「女性は膣まわりのケアやセクシャリティが大切です」とお伝えするのですが、すると、セックスをしていない、あるいはパートナーとはセックスレスである現状に不安を感じたり、自信を失ったり、多くの人が悩みを抱えていることが浮き彫りになってくるのです。

「パートナーはいるけれども、セックスレス」という人の悩みも千差万別。「〝疲れているから、もういいよ〟と断られるうちに、しなくなっていった」、「元々彼は淡白だから、自然になくなっていった」、「そもそも、自分がセックスが苦手で、快感を感じたことがない」……等々、セックスをしていないことによって、自分の本当の思いにフタをしてしまっている人たちが多くいます。

セックスに対して、腰が引けてしまう、罪悪感があるなど、ハードルを感じてしまう理由のひとつに、そもそも、

「間違ったセックスの定義にとらわれている」

という背景があるのではないでしょうか。「セックスはペニスを挿入し、さらに強く激しく動いて、男性を興奮させ、射精に至るまで導くもの」という、男性のオーガズムが最終ゴールで、そこまでを「一連の流れ」と思い込んでいる人が多いようです。

先述した、セックスのときにフェイクをする人が多いということも、この「セックスの定義のはき違えによるもの」なのでは？　と考えさせられてしまいます。

セックスは、必ずしも、「男性が射精するまで」のプロセスを指すのではないと思います。

たとえ途中で終わってしまったとしても、そのままお互いを包み合う時間、肌と肌が触れ合うこと自体が、センシュアルなパートナーシップのひとつ。間違えた思い込みをもっていた方は、「セックスは、お互いが触れ合うこと。何が何でも、男性が満足するまで、耐えなければならないものではない」という定義に、いまからマインドセットを変えていただきたいと思います。

「セックスはしなければならないのか」

という本題については、私はいつも、こんなふうにお伝えしています。

「もちろん、絶対にしなければいけないものではありません。セックスをしないとからだに悪いとか、していないなんていうこともないので、安心してくださいね。パートナーがいないから女性性が低い、なんていうこともセックスレスや離婚があったり、病気や手術などの都合も。それは、パートナーがいる・いないだけの問題ではないと思います。

何より性科学として大切なことは、するか、しないかではなく、本能として性欲が湧くこと。

そして、その性欲が湧くことの中に、からだが気持ちよくあれるかどうか。オーガズムという快感の波を感じたいと思うことは、至って普通の、当たり前のこと。それをそのまま受け取ってほしいということなんです」

セックスは、「しなければいけないもの」ではありません。

けれど、大切なことは、「触れられたい」とか、「快感を得たい」と思う気持ちにフタをしないことです。女性の物語の中では、何歳になっても、素敵な人と出会うタイミングが訪れることがあります。そんなときにもやっぱり性を楽しみ、からだが感じて、そしてしっかりと潤うこと。

自分のために、膣まわりのケアをして、そのときに備えている人は、たとえいまセックスをしていなくてもいいじゃないですか。

更年期になっても、どんな出会いがあって、何が起こるのかは、誰にもわかりません。ぜひそんな未来に備えて、膣まわりのケアを積極的にはじめていただきたいな、と思います。

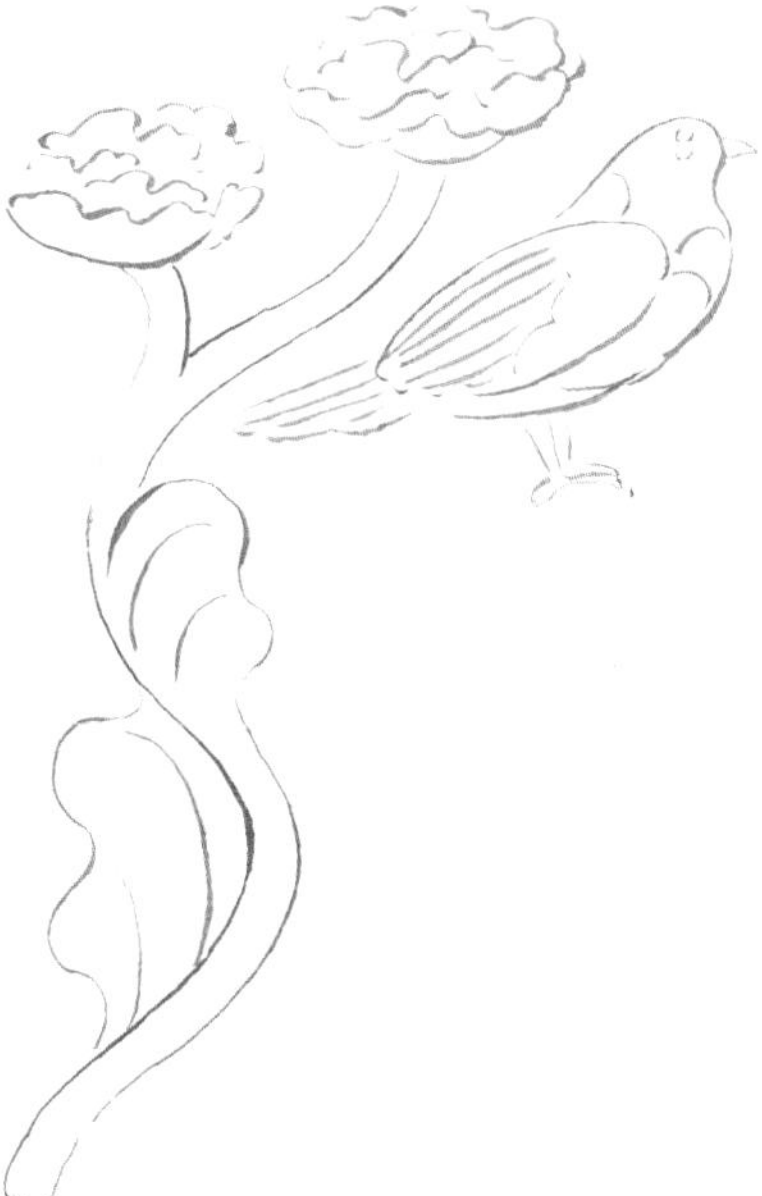

『膣に違和感が出てきた』

──加齢とともに膣は萎縮する

また、個人的に気になったのは、「しなければならないのでしょうか……」という不安を感じる人とはべつに、「しなくちゃいけないんですか?」という、どちらかというと、「そんなことを押しつけられたくないんですけど」という少々、イラついた空気も含まれていた点です。

そもそも、性のエネルギーが枯渇している、という現代のライフスタイルについてはお伝えした通り。「セックスはしたほうがいいのかどうか」というテーマ自体に嫌悪感を抱いたり、怒りの気持ちが湧いたりしてしまうのは、いたしかたないだろうな、と別の視点でも考えさせられました。

価値観は人それぞれ。「したくない」という人がムリにセックスをする必要もない。けれども、更年期世代の人には必ず知っておいていただきたい、大切なことがあります。

それは、「膣まわりのケアをしない」「セックスをしない」「セルフプレジャーもしない」でいると、加齢に伴い、性科学的な観点からも、閉経前後の女性の場合は女性ホルモンのエストロゲンが低下し、そして膣が乾燥し、粘液力が下がり、萎縮してしまうという事実です。中にはカチカチにかたくなってしまい、指すら入らなくなっている人もいるほど。

また、閉経による女性ホルモン減少の影響から皮膚粘膜が薄くなることで、自転車のサドルや下着の当たる部分に痛みや違和感が出てくる場合もあります。

実際、「離婚後にまたパートナーができたけれども」「子育ての手が離れて、夫と久しぶりにセックスをしようとしたけれども」といったシーンで、いざとなったら「萎縮と性交痛で、男性のペニスを挿入することができなかった」となり、クリニックや婦人科に駆け込む人が増えているという現状があります。

これもまた、「日本の性教育が未熟なゆえに」と思うのですが、更年期になると、女性の膣まわりに、そんな大変化が起こってしまうことを、多くの人が知らずにいます。あなたも、「しばらくセックスをしていない間に更年期になっても、若いころと同じように、セックスはできるもの」と思い込んではいませんか？

けれどそれも、日常的なセックスによる膣への刺激、あるいはオイルなどを使ったマッサージやセルフプレジャーの習慣があれば、そういった萎縮トラブルを防ぐことはできるのです。

ただしひどい膣萎縮の場合は、もうオイルケアや植物療法の手当て、セルフプレジャーだけで改善するのは難しく、専門医によるレーザー治療をすることも可能です。巻末でご紹介している、信頼できる専門医では、女性のからだのことを考えたレーザー治療を行っていますし、萎縮の状態によっては、膣ボールやダイレーターといった、皮膚科や婦人科でも購入できる器具を使い、かたくなった膣を押し広げることもできます。

そのほか、更年期から気をつけたい膣まわりの症状は、242ページからお伝えしています。

更年期に、膣まわりをやわらかくケアしておくこと。

それは老年期のおむつ問題にも繋がっていく、非常に重要なテーマであると、私は声を大にして言いたいのです。

『後ろめたかったけど……』

——セルフプレジャーと健康

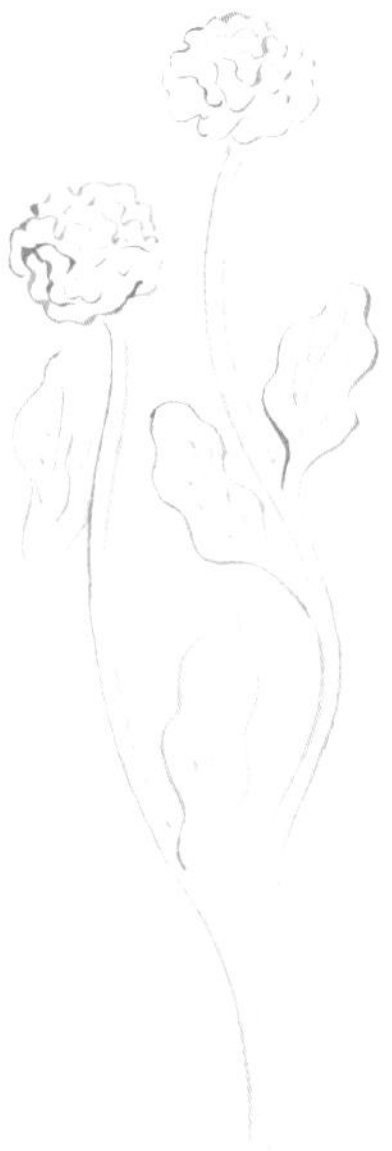

「セルフプレジャー」とは、自分自身で快感を起こすことを言います。マスターベーション、自慰行為などと呼ばれることもありますが、古くからあるこれらの呼称には、なんとなく俗っぽく、後ろ暗いイメージがつきまといますね。そのため日本では、いまだに「はしたないもの」「後ろめたいもの」というイメージがありますが、

そもそも英語で「セルフプレジャー」とは、「自分で楽しむ」ということ。

だからあえて私はこのポジティブな言葉を使っています。この言葉の違いだ

けでも、とらえ方や見え方がだいぶ変わると思っています。

そもそもバイブレーターが開発されたのは、19世紀のイギリスの医師グランヴィルが、女性のヒステリーを治療するための医療機器としてだった、という性科学の歴史があります。それだけ、昔から女性の健康と結びついたものだったのです。

実際、バイブレーターと呼ばれていたアイテムも、最近は「セルフプレジャートイ」という呼称に変わりつつあります。私が主宰するフェムケア・ウェルネスメディア「ウームラボ／WOMB LABO」では、欧米の女性チームが開発・プロデュースをした、人間工学の視点から考えられた女性のためのセルフプレジャートイも、数多くご紹介しています。それは、かつて「アダルトグッズ」と呼ばれた、男性向けのちょっとグロテスクな商品とは一線を画したもの。モダンでカラフルなデザインは、まるでおしゃれな雑貨のようです。インテリア感覚で部屋に置く方もいて、家族に見つかりたくない場合は、一見、それとはわからないように外見が工夫されているものもあります。

30年ほど前、私がフランスに留学していたときに、多彩なセルフプレジャートイが堂々とデパートの売り場に並んでいて驚いたものです。若い女性からご年配のマダムまで、ごく自然に手に取って選んでいる姿からは、「後ろめたいもの」という印象は微塵《みじん》も感じられませんでした。

「日本でも、この光景が当たり前になるようにしたい」と決意した日のことは、いまも忘れられません。その思いは、30年のときを経て、２０２１年に伊勢丹新宿店でフェムテックのポップアップショップを開催させていただき、実現することができました。それからかれこれ10回（２０２３年10月現在）、そこでは多くのお客様が、フェミニンケアのアイテムや、腟ケアに興味を持ってくださいました。実際にセルフプレジャートイを見たり触ったりしながら購入していただき、「ようやく日本もここまでオープンになったのだ」と、感慨深い気持ちになりました。

先述したように、更年期になると、年齢とともに膣が萎縮する人がいます。また、萎縮とは反対に、骨盤底筋の低下や膣のゆるみから、尿もれなどのトラブルも出てくるころ。萎縮があったり、ゆるみがあったり、また、年齢とともに感じる部位クリトリスは包皮を被って、子宮口のほうに隠れてしまう場合も。外陰部にある陰部神経は「快感」の電気信号をダイレクトに発信することが難しくなります。すると、先述のような「頭の中が真っ白になるような、オーガズムの波」（127ページ参照）を得にくくなってしまうこともあります。

そのようなからだのしくみ、変化を知ることで、そろそろ「セルフプレジャー＝いやらしいこと」というイメージを、「女性の健康値を高めるもの」として、受け入れてみてもいいのではないでしょうか。

セルフプレジャートイの役割は、「クリトリスに振動を与えて快感を起こすこと」ですが、そのメリットは、手指では得られない強い快感を得られたり、刺激のバリエーションを味わえたりすること。

色やデザインが可愛いバイブレーターは、膣に挿入せずとも、当てて振動を与え、揺らすだけで脳からβ-エンドルフィンやドーパミン、オキシトシンなどの「幸せホルモン」が分泌されます。そうすることで、朝までぐっすりと眠れるなど、睡眠の質が高まり、イライラ・ストレス解消にも繋がり、じつはいいことづくし。

更年期世代の方は、大体週2回くらいのセルフプレジャーを行うことで、快感を得ると同時に膣萎縮の予防にもなります。

『顔やからだがほてってしまう』

——更年期症状の処方

更年期に起こるこころとからだの変化には、具体的に、どのような対処法があるのでしょうか？

すべての不調が更年期症状とは言えないので、気になる大きな症状があれば、病院を受診することをおすすめします。

また、不定愁訴などの更年期症状の出方には個人差があるため、一概に何が正解とは言い切れませんが、ご参考までに、私が実践してきた更年期対策について、お伝えします。

私のケースでは、50代半ばで閉経を経験しました。

現在もまだ更年期の最中ですが、いわゆるホットフラッシュやうつ症状といった、日常生活に差し障りがあるような症状はありません。

一般的にはプレ更年期と呼ばれる40代前半ごろから予防策を講じていたことが、功を奏したのかもしれませんね。30代のころに比べれば、疲れやすくなったり、目がしょぼしょぼしたりと衰えている部分はありますが、こころもからだも安定して穏やかに過ごすことができています。

更年期のつらい症状が出やすいのは、とりわけ、閉経直前の数年間と言われています。

私がその時期にもっとも力を入れて実践したのは、自分の専門である植物療法です。植物の力は、穏やかにからだの自然治癒力を高め、不調を改善してくれます。

まず、40代を迎えたころから、プレ更年期対策として「チェストベリー」や「メリッサ」のハーブティーを摂りました。これらは婦人科系の諸症状に効くハーブとしても紹介しましたが（92ページ参照）、ＰＭＳや月経痛など女性ホルモンが不安定になることで生じる諸症状を緩和してくれるハーブです。

更年期が近づけば、エストロゲンやプロゲステロンといった女性ホルモンは確実に減りますから、それらに似た成分をもつハーブを摂り、穏やかに補って、からだを慣らしていくのがいいでしょう。

プレ更年期では、とくにプロゲステロンが減ってきますから、プロゲステロンと似た作用を持つ「チェストベリー」がおすすめです。

そして、いよいよ更年期に入ってきた40代後半からは、少し処方を変えて、「チェストベリー」と「ブラックコホシュ」をブレンドしたハーブティーを飲むようになりました。「ブラックコホシュ」は、エストロゲン様（女性ホルモンのエストロゲンと似た働きをする）のハーブです。

更年期に入ると、エストロゲンが急激に減ってくるため、その成分を補うハーブが必要になるのですが、必ずプロゲステロン様作用をもつハーブと一緒に摂るようにしましょう。

そのほか、のぼせやほてりには「セージ」のハーブ、不眠の症状には「バレリアン」や「パッションフラワー」のハーブがおすすめです。

また、疲労感やだるさを感じるときには「高麗人参」などのサプリメントを摂ることも。

うつっぽい症状や不眠には、副交感神経を優位にしてリラックスをさせてくれる「柚子」や「ゼラニウム」の精油をベースオイルで希釈してマッサージすることもおすすめです。

【更年期の症状に】

✓「チェストベリー」と「ブラックコホシュ」をブレンドしたハーブティーを摂る

✓「セージ」「バレリアン」「パッションフラワー」「高麗人参」のハーブティーやサプリメント、エキスを摂る

✓「柚子」や「ゼラニウム」の精油を使ってマッサージする

私の場合は日ごろから植物療法で予防をしてきたおかげか、更年期障害というほどの症状に悩まされることなく、閉経にソフトランディングできたと感じています。

植物療法以外には、習慣的な運動を取り入れ、パーソナルトレーニングもはじめました。

女性ホルモンが激減すると問題が現れやすい骨と筋肉にアプローチするためでしたが、骨を鍛えるとオステオポンチン、筋肉を鍛えるとマイオカインという成分が体内で作られ、女性ホルモンを補う働きをしてくれるのも効果的だったのでは、と思っています。

『男性にも症状が出るの？』

——男性更年期について

ここまで女性の更年期症状についてお伝えしてきましたが、男性にも更年期はあります。早い人では30代後半からはじまるというケースもありますが、多くは40～50代。ストレス社会により、早まる傾向にあるようです。

男性更年期は、男性ホルモンであるテストステロンの分泌量が少なくなることから起こります。これも人によって症状が重い人も、軽い人もいるので一概には言えないのですが、ＥＤ（勃起不全）や性欲の減退、疲労、気分の乱れ、うつ症状や、やる気が出なくなるといった症状があります。

ところが男性の場合、男性性が弱くなったことを、パートナーに言えないというケースも多いようです。女性側がいくら話をふっても、認めたくないというプライドから、話に乗ってきてくれないという相談がよくあります。

そうした場合、男性は理論的に話すと聞いてくれることがあるので、エビデンスを載せた記事を見せるのもいいでしょう。女性の役目としては、言い出せない男性から、こころやからだの不調の話を聞いてあげて、生活習慣や植物療法のことを教えてあげる。また、もしあなたが食事を作っているなら、食材などで工夫することもできると思います。

年齢を重ねて、「お互い、そういう状態のからだの時期だね」「ムリしないでね」と声をかけあったり、コミュニケーションできる関係を築いていけたらいいですね。

【男性更年期の症状によい生活習慣】

✓ 栄養バランスのよい、適切な量の食事
✓ リラックスすること
✓ 十分な睡眠をとること
✓ 適度な運動
✓ 適切な体脂肪率を維持すること
✓ 精力増進に効果的な食材を摂る
(アボカド、ウコン、ニンジン、やまいもやれんこんなどのネバネバ食材、ニンニク、ニラ、玉ねぎ、長ねぎなど)
✓ 「ギンコビロバ」「高麗人参」「マカ」「エゾウコギ」などのハーブを摂る
✓ 「セントジョーンズワート」のハーブを摂る

「ギンコビロバ」のハーブは血流をよくし、EDや認知症予防にも効果的でおすすめです。基礎体力を上げて精力増進するためには「高麗人参」「マカ」「エゾウコギ」など。パウダーやエキス、サプリメントで販売されています。

うつっぽい症状や不安症には「セントジョーンズワート」をハーブティーやチンキ、サプリメントで摂るといいでしょう。ただし、現在うつ病の薬を服用している場合は、禁忌となるものも多いので、自己判断でハーブを飲むのはやめて、必ず医師と相談しましょう。

『もう女性として終わり……？』

――閉経は「次なる性」のはじまり

「私のからだの物語」の中で、月経が終わるという閉経の時期は、どのようなとらえ方ができるでしょうか。これからの時代は、前向きにとらえていきたい、と考えます。

女性の一生のうち、「月経のはじまり」を「性の自覚」とするならば、閉経はまさに「終わりのはじまり」つまりネクストステージです。

子どもを「産む・産まない」はあくまでも個人の自由。でも閉経するまでは、女性はみんな、毎月の月経を通じて、女性としてのからだを作り上げるために膨大な時間を過ごしますよね。月経のはじまりから、それが終わる閉経までの時間とプロセスに、敬意を表したいくらいの気持ちです。

そう思うと、「あ、閉経したんだ。自分はもう、女性としては終わりなんだ」だけで片づけてしまうのは、女性として生きてきた自分に対して、あまりにも雑な扱い方ではないでしょうか？

閉経は、「次なる性」のはじまりを知らせるサインです。

「年齢も重ねてしまったので、恋愛や性欲は落ち着いてしまっています」という人も多いのですが、性科学の視点では、性欲は食欲と睡眠欲同様に、生来人間に備わっている本能のひとつ。それは「落ち着いた」のではなく、「落ち着くものだ」と、無意識にコントロールされているのではないかと思うのです。

たしかに、からだは衰えていきます。けれど、性欲や、恋する気持ちは本来、年齢と関係なく存在するもの。そういう思いを抱いている女性が、いくつになっても女らしさとほのかな色香を醸《かも》し出すのではないでしょうか。「いい歳をして」などという、外野の声に惑わされることなく、堂々と自分らしく生きたいものです。

閉経という「次なる性」。

老いて、枯れゆく部分はあれども、それ以上の経験や感性、いい意味での「手放し」も多く学んできたはずです。

もしかしたら、「性」を通じて傷ついた経験と引き換えに、他者への包容力や温かみ、人間としての奥深さも得たのではないでしょうか。その人間味を、どう自分の中で昇華し、どう表現していくのか。それは、女性としての生き方、大人の女性の腕の見せどころでもあると思います。

「もうこんな年齢だから……」とあきらめるのではなく、「私の場合は、どういうふうになっていくのかな?」と、楽しみに待つような、そんなワクワクも、もち続けていきたい、と思うのです。

『痛くてセックスはしたくない』

――性交痛のこと

更年期の女性にとって、誰にでも起こりうることであり、またセックスレスの大きな原因にもなっているのが、性交痛です。

加齢とともに、膣内の壁は薄くなり、しなやかさを失います。膣の機能低下により、血流が悪くなり、粘液も出にくくなることから、乾燥しやすくなります。そうして膣萎縮へと進んでいくのです。

こうした症状が出てくるのは、女性ホルモンの分泌が減少することも原因のひとつです。

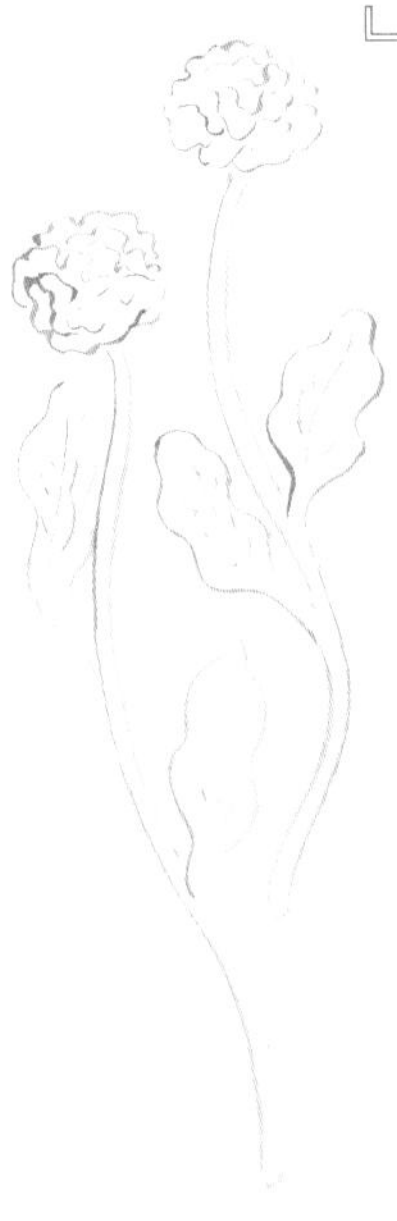

女性の性にはネクストステージがある、と先述しましたが、その中で更年期症候群と同様、言い出しにくい疾患があります。それがＧＳＭ（閉経関連泌尿生殖器症候群）というものです。

女性ホルモンが低下したために起こる泌尿生殖器症状のことで、膣まわりの乾燥や膣萎縮、尿もれ、性交痛などもこれに含まれます。

この医学会の会長を務める川崎医科大学総合医療センター産婦人科の太田博明先生よりお声がけをいただき、２０２３年11月の医学会において、セミナーを行う機会をいただきました。医学の最先端にいらっしゃる先生方の講演とともに、ＧＳＭにおける膣萎縮、そしてそれらの原因からくる性交痛へのケアの仕方をお話しさせていただけたことは、大変幸運なことでした。

【膣萎縮のケア方法】

- ✓ **潤滑ジェルを使用する**
- ✓ **挿入タイプのセルフプレジャートイを使用する**
- ✓ **専門医によるレーザー治療**

膣萎縮による性交痛にも段階があり、症状が軽い人には、潤滑ジェルの使用をおすすめします。日本では、女性側からジェルを提案するのはなかなか難しいという声もありますが、最近では女性でも買いやすい、多様なアイテムが出ていますから、ぜひご自分から手に取って試してみてください。

また、セルフプレジャートイの中にも、膣萎縮を予防する挿入タイプのものがあります。

抵抗感のない初心者向けのものも充実していますし、感じる部位クリトリスが隠れてしまっている人には、吸引タイプのものが人気です。

なお、指も入らないほど萎縮が進んでしまった場合は、セルフプレジャートイやオイルマッサージなどでは間に合いません。専門医による治療が必要です。中でもおすすめなのはレーザー治療。膣の中がフカフカになるといった効果があるようです。施術の際は、痛み軽減のための麻酔などもあります。

『膣まわりは変わっていくの？』

――更年期から気をつけたい膣まわりの症状

更年期世代は、女性ホルモンが減少することにより、膣まわりにさまざまな症状が出ることがあります。私の場合、肝心の膣まわりに関しては、日ごろから続けているケアのおかげで、大きな問題は起きませんでしたが、一般的には、先述した膣萎縮に加え、次のような症状が現れます。

ご自身の状態と照らし合わせて、ぜひケアの参考になさってください。

●膣まわりの乾燥やかゆみ

肌をみずみずしく保ってくれていたエストロゲンの減少によって、影響がもっとも出やすいと言われているのが腟まわりです。顔や手脚と同様、腟まわりの皮膚も乾燥してきます。放っておくと、ふっくらとしていた大陰唇や小陰唇は、シワシワのたるんだ状態に。皮膚が乾燥すると炎症も起きやすく、ショーツに擦れるだけで、かゆみや痛みが生じたり、黒ずみやすくなることも。

さらにエストロゲンの減少により、皮膚のコラーゲンやヒアルロン酸が減少し、腟内の粘液量も減ってきます。腟の粘膜の乾燥は、腟内を守ってくれていた常在菌を減少させます。すると腟内の酸性が保ちにくく、自浄作用が弱くなりがちに。細菌が繁殖しやすい環境となり、強いにおいが気になったり、細菌性腟炎にかかりやすくなったりします。

予防やケアとしては、粘液力を上げるお話でもご紹介した腟まわりのオイルマッサージ（１０６ページ参照）などがおすすめです。

【膣まわりの乾燥やかゆみのケア方法】

✓ **「アプリコットカーネルオイル」や「ボリジ（ルリジサ）オイル」で膣まわりをマッサージする（オイルはオーガニックなものや質にこだわる）**

✓ **やまいもやれんこんなどネバネバ食品を摂る**

●尿もれ

歳を重ねて骨盤底筋群の筋力が弱まると、咳やくしゃみ、運動時など、お腹に力が入った瞬間に少量の尿がもれることがあります。

出産直後にも同じ症状が出ることがありますが、こちらは自然に治るケースがほとんど。加齢が原因の場合は、トレーニングで骨盤底筋群を鍛えましょう。

日常的に、膣や肛門の筋肉をキュッと引き締めて、ゆるめる。これを繰り返し行ってください。座っていても、電車待ちで立っているときでも、どんなときでもできて、誰にも気づかれないトレーニングです。

もし、すでに尿もれの症状が現れてしまっている場合は、おすすめしたい対処方法があります。

ひとつは、膣を締めるトレーニングができる「膣ボール」といった挿入タイプの膣トレグッズ。私のおすすめは膣圧計を兼ねたタイプのフェムテックアイテムで、膣圧を測定できる上、スマートフォンでデータ管理も可能です。成果がわかりやすく続けやすいでしょう。

さらに、最近注目されているのが、30分程度座るだけで骨盤底筋群が鍛えられる、最新の美容医療機器。ゆるみがひどい場合は骨盤底筋だけを締めつけるのではなく、随意筋や不随意筋など、深部の筋肉にアプローチする必要があるため、専門クリニックの高密度磁気のマシンで、インナーマッスルを鍛えることがおすすめです。

実際に、あるクリニックでは、「エムセラ」という座るだけでインナーマッスルを鍛えられるマシンで施術を受けた80代の女性の話を伺いました。その方は杖をついていらっしゃったのですが、施術後には杖を忘れて帰ってしまったというのです。

高齢になってからでも、激しいトレーニングではなく、鍛えられる点が嬉しいですね。今後、ますます重宝され、更年期から老年期の治療法として浸透していくのではないでしょうか。

このように、いまは日本でも、女性特有の症状や用途に合わせた、多種多彩なアイテム、治療法が展開されていますので、ぜひ積極的にチェックしてみてください。


【尿もれのケア方法】

✓ **骨盤底筋トレーニングをする**
✓ **膣トレグッズを使う**
✓ **専門のクリニックで骨盤底筋を鍛える**

●骨盤臓器脱

骨盤内に収まっている、膀胱《ぼうこう》、子宮、直腸の位置が下がり、ひどい場合は腟から体外に出てきてしまう病気のこと。内臓を支える骨盤底筋群が衰えると、起こりやすくなります。

はじめて聞いた方も多いかもしれませんが、私が聞いている海外の調査では、出産経験者の約4割が、歳を重ねて発症しているというデータも。じつは日本でも、人知れずつらい症状に悩んでいる方は多いのではないかと思います。

私の母も子宮脱の経験があり、専門医による治療を受けました。詳しくは次の章でご紹介します（264ページ参照）。

【骨盤臓器脱のケア方法】

✓ 予防として、骨盤底筋を鍛える
✓ 専門医を受診する

以上のような症状は、更年期症状のひとつとして、また、更年期を経てエストロゲンの分泌が減少したあとのからだの変化として、決して珍しいことではありません。

しかし、これらは健康上の問題にもかかわらず、「腟まわり」の症状であることで、性のタブー感や恥ずかしさが先に立ち、改善や治療のためのアクションを起こしにくくしてしまうことが少なくありません。家族や友人に打ち明けにくいだけでなく、病院で医師に相談することさえためらってしまうという声を聞くこともあります。

もしも、あなたのご家族など身近な方が、更年期や老年期を生きていらっしゃるなら、腟まわりの話を少しずつ話題にしていってはいかがでしょう。腟まわりのケアの話からはじまり、段階を踏んで、困っているトラブルはないか、聞けるようになっていくといいですね。

4
章

My story

健康寿命をのばす

こころの解放のとき

老年期

［ 60歳以降 ］

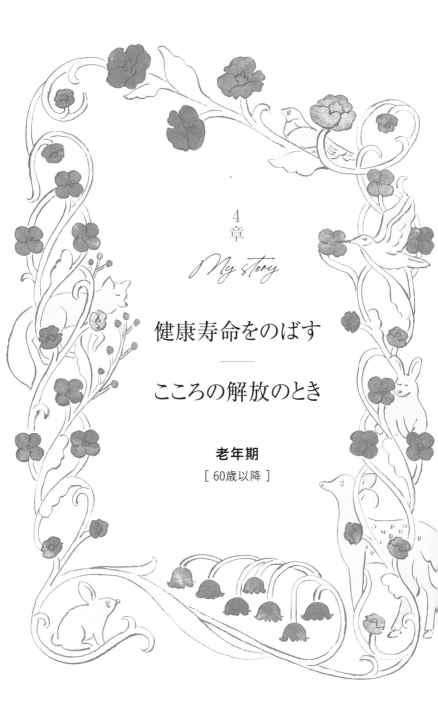

閉経にともなう、からだの変化が終わり、心身が再び安定を取り戻す60歳くらい以降を老年期としています。とはいえ、現代の60代はまだまだ老年とは言えないほど活動的な方も多いでしょう。20年後、30年後の自分を見据えて、からだのメンテナンスをこころがけてほしい年代です。

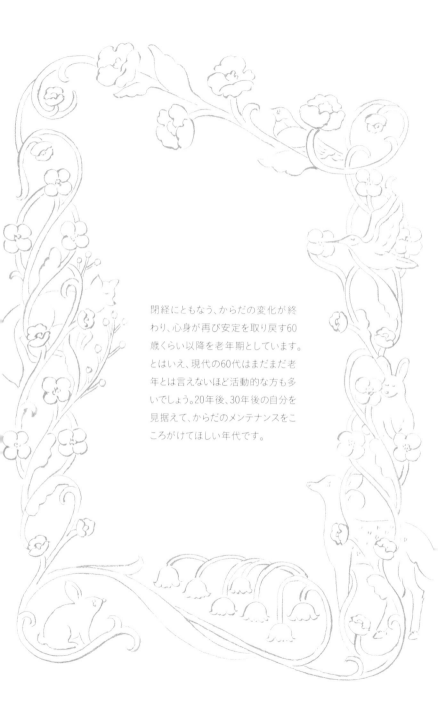

本当の「自立」を迎える　〜膣にはじまり、膣に終わる

「老年期」というと、まだ遠い先のことで、想像もつかないという人もいるかもしれません。一方で更年期世代の人は、もう少しリアリティをもって、イメージができる時期に来ているかもしれません。

いずれにしても、「おばあちゃんになったら、性のことなんて、いよいよ考えることもなくなるわね」と、考えてはいないでしょうか？　もしもそうとらえているのであれば、それは大きな誤解。ここからの物語を知って、新たなマインドセットをもっていただきたいなと思います。

老年期、もちろん、からだは老いてはいきます。けれど閉経にともなう内分泌系の再構築が終わりを告げ、心身が再び安定を取り戻すのは、じつは60歳以降なのです。

家族やパートナー、友人との死別や親の介護といった事態も避けては通れませんが、女性としてはいよいよ、子育てからも解放され、こころにも時間にも余裕ができるのがこの時期。その時間を趣味や学び、創造的な活動に注いで精神的に充実し、内面が研ぎ澄まされてゆくときだからこそ、自分のからだを労《いたわ》って、実り豊かな老後にしていきたいもの。こころのフタを外し、性を受け入れ、腟まわりのケアを続けてきた人こそ、「本当の、性の解放の時期」が訪れるといっていいでしょう。

伊勢丹新宿店をはじめ、地方の百貨店などでフェムテックのポップアップショップを展開していると、60代以降のご年配の女性が訪れることも珍しいことではありません。そういった女性と直接お話しできる機会があると、私が必ずかける言葉は、「いまからですよ！」ということ。

すると、驚きながらも、でも少し嬉しそうに、「そうなんですか？」と、みなさんおっしゃいます。

そこで、さらにこんなふうにもお伝えします。

「もちろんですよ。でもそれにはまず、萎縮予防の膣のケアをしましょう。しなやかで笑顔で、したたかにいきましょう。おひとりならば、新たにパートナーを作ってもいいんですよ。お好きな方はいらっしゃるんですか？　そういうお相手に、からだが反応するということが大切なんです」

「私、まだいけるのでしょうか？　実際はもう何十年も、そういうことはないんです」と、まるで少女のような眼差《まなざ》しで、楽しそうに、セルフプレジャートイを手にとっておられる姿が印象的なご婦人も。

「本当に、そんな相手は誰もいませんけど、できることをやってみますね」というやわらかい笑顔が本当に可愛らしくて、女性はやっぱり、一生、女性なんだということを再確認しました。

50代後半の女性の、とてもキュートなエピソードもありました。

ポップアップショップで、やはり同じように快感についてお話をしていたときに、「……なんかたしかに、（粘液が）出てくるような感じがします。本当にからだは反応するんですね」と、びっくりされたのです。

私はすかさず、「そうですよ。からだが潤っている、健康な証拠です」とお伝えしたとき、その方は慌てて、「ちょっとお手洗いに行って、尿もれパッドをつけてきます！」とおっしゃったのです。そこで思わず私は、「尿もれパッドも大切ですが、それだけに頼ってはだめですよ！　そういうときは、膣や骨盤底筋をキュッと締めるようにしてください！」と叫んでしまいました。

「ご自身でも、セルフプレジャートイを使ってもいいので、膣の奥の可動域を揺らして、外陰部や仙骨を温める習慣があると、自分で膣を締めたり、ゆるめたりできるんです。そうすればパッドもいらないし、おむつの世話になることもないんですよ」

その方はお手洗いに行くのも忘れ、真剣な面持ちで、手のひらサイズの小さなハート型のセルフプレジャートイを購入されて、「これで大丈夫ですね」と、にっこり笑いながら帰っていかれました。

笑い話のようなエピソードですが、じつは、それこそが「女性のからだの物語の終着点」です。

もちろんおむつが必要なときもありますが、それは、「尿もれパッド不要の膣まわり」であり、「おむつ不要の老年期」を目指すということなのです。

幼少期から、思春期・青年期・更年期そして老年期を迎えるまで、この本でお伝えしたかった一貫したテーマは、「性の自立」でした。

幼少期のときから、自分のからだはどういうふうにできているのかを知る。そして青年期、更年期を通じて膣まわりケアの大切さやからだの変化を知る。そして健やかに「自立歩行ができる老年期」を楽しむことができる……。

もちろん、性の育て直しは、何歳からでもできるものです。そして、それは自分自身を尊重することに繋がり、「最終的な性の自立」へと向かっていくのです。

『健康でありたい』

——自分にもっとも集中できる時期

60代といえば、一般的には子育てを終え、人間関係などもシンプルになり、いろいろな意味で解き放たれる時期です。

仕事も一段落するという方も多いでしょう。何より、家族に振り回されることが多い女性にとっては、自分自身にもっとも集中できるようになる時期でもあります。

また、更年期というこころとからだの変化の時期を過ぎて、からだが再び安定を取り戻してくるころ。何十年もあった月経から解放されるのですから、健

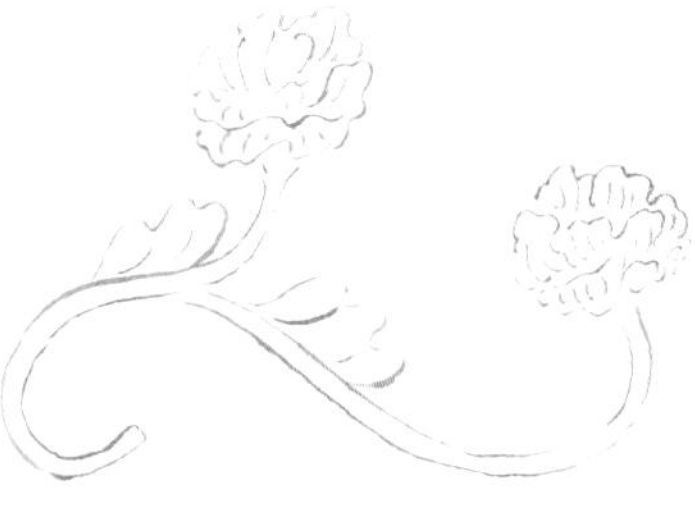

康でありさえすれば、充実の年代とも言えます。

いまや人生100年時代。人生を味わい深く楽しみ尽くすためにも、明るく、楽しく、大らかに、より健康寿命をのばしていくことが大切になると言えるでしょう。

ここでは、老年期の健康寿命のために、この時期に出やすい主な不調を予防する植物療法についてお話ししていきます。

老年期に気をつけておきたい不調といえば、高血圧や血管の病気、また日常的な悩みとしては、加齢によるメラトニンの減少により寝つきが悪くなったり、夜中に何度も起きてしまうなどの睡眠の問題があります。

【血管の病気予防】

✓「ホーソン（西洋サンザシ）」「クマザサ」「クコの葉」などのハーブや、「かぼちゃの種」、「アシタバ」を摂る

✓高血圧予防に「柿の葉茶」や「コーン茶」を飲む

「ホーソン」はポリフェノールや各種ビタミン、ミネラルを豊富に含むハーブ。ヨーロッパでは心臓のためのハーブと言われ、血液の循環をスムーズにしたり、血管そのものを丈夫にする働きがあります。

「クマザサ」は豊富な葉緑素を含み、造血作用や血液をサラサラにする効果があります。また、薬膳や漢方でよく名前が出る「クコ」ですが、その葉を用いた「クコの葉茶」には、年齢を重ねてかたくなった血管をやわらかくする作用が。これらのハーブはハーブティーで飲むほか、サプリメントやチンキとして売っているものもあります。

「かぼちゃの種」はβ-カロテンをはじめとした成分を多く含み、血管の不調や体内の炎症を予防してくれます。

「アシタバ」は血液をサラサラにしてくれる働きがあり、若葉を天ぷらやお浸しにして食べてもいいですし、葉を乾かしたお茶でも効果があります。

また、高血圧の人におすすめなのは、ポリフェノールの一種であるタンニンやビタミンCが多く含まれている「柿の葉茶」。血圧を調整したり、毛細血管をやわらかくする成分があります。

最近では手に入りやすくなった「コーン茶」は、カリウムやリノール酸といった血圧を下げる成分が豊富。ノンカフェインなので、不眠が気になっている人でも安心して飲むことができます。

【睡眠トラブルの予防】

✓ 眠りが浅い場合は「クワン草」のハーブを摂る

✓ 夜中に何度も起きてしまう場合は「パッションフラワー」のハーブを摂る

「クワン草」は別名「アキノワスレ草」といい、「秋を忘れるほど眠れる」とか。副作用や依存性がないため、高齢になっても安心です。また「パッションフラワー」のハーブは、鎮静作用のあるアルカロイドやフラボノイド類を多く含み、古くから「天然の精神安定剤」と呼ばれていました。夜中に何度も起きてしまうなど、リズムが乱れている人におすすめです。

ただし、これらのハーブは、睡眠薬やアルコールとの併用は厳禁です。現在、治療中の方は必ず医師の処方を受けてからにしましょう。また、車の運転前や、作業を行う前は飲まないでください。

【認知症の予防】

- ✓「ギンコビロバ（イチョウの葉）」のハーブを摂る
- ✓家族以外の人と会う
- ✓軽い運動を続ける
- ✓おしゃべりをする
- ✓大きな声を出したり、カラオケで歌う

そもそも認知症の予防には、日ごろから誰かと会って刺激をもらったり、おしゃべりしたり、歌ったりと活動的に過ごすことが大切。ウォーキングなどの軽い運動も効果的です。

そのうえでおすすめしたいのが、「ギンコビロバ」。毛細血管の血流をよくする作用があり、脳の細かい血管の巡りもよくしてくれるので、記憶力を高める

ことにも繋がります。日本でも認知症の予防にいい薬剤として有名で、ハーブティーのほか、サプリメントやチンキでも売られています。

【免疫力を高める】

- ✓ 感染予防に「ブルーベリーリーフ」のハーブを摂る
- ✓ 長寿のハーブと言われる「ゴッコラ（ツボクサ）」を摂る
- ✓ 「エゾウコギ」や「高麗人参」を摂る
- ✓ 日常の食事として「味噌汁」や「ぬか漬け」を摂る

血管の病気や認知症を予防することにも繋がるのですが、病気に負けない体力を維持するために、免疫力を高めてくれる、滋養強壮にいいハーブを摂ることも大切です。

「ブルーベリーリーフ」はすぐれた抗酸化作用があり、ウイルスの感染予防にも高い効果を発揮してくれます。

また滋養強壮作用や抗炎症作用にすぐれ、インドのアーユルヴェーダでは長寿のハーブと呼ばれている「ゴツコラ」は、WHO（世界保健機関）が「21世紀に残すべき重要な薬草」に指定したほど。毛細血管を浄化する作用があり、美容化粧品の原料にも使われているハーブです。

更年期症状の処方でもご紹介した「エゾウコギ」や「高麗人参」は体力の底上げをしたいときなどにおすすめです。

いずれもハーブティーやサプリメント、チンキなどで摂るといいでしょう。

日常の食事として、この年代によりおすすめなのは、「味噌汁」や「ぬか漬け」など、発酵醸造しているもの。発酵食品をしっかり摂って、腸の調子をととのえることがとても大切です。

『誰にも言えなかった』

——予防可能な「子宮脱」

温泉などで、高齢の女性の股の間から、何かがだらんと出てきてしまっている様子を見たことがあるでしょうか。

これは「子宮下垂《しきゅうかすい》」または「子宮脱《しきゅうだつ》」という、高齢者特有の病気のひとつです。子宮が正常の位置より下降したものを「子宮下垂」、この状態がひどくなり、外陰部より子宮の一部、あるいは全部が出てしまうことを「子宮脱」と言います。

原因は、骨盤内の内臓を支えている骨盤底筋が、分娩や外科手術等の原因によって弱まり、内臓を支えきれなくなって起こります。この症状が出る女性の多くが分娩経験者と言われています。

じつは、私の母も、この子宮脱を経験しました。

2回の分娩だけでなく、土壌学・地質学の研究者として、更年期から老年期を通じて重たい岩石を運んでいた結果、子宮脱になってしまったのでしょう。母の世代では、「腟まわりを整えて、骨盤底筋を鍛えておく」という必要性を全く知らずにいたため、症状が出てきたのも当然のことです。

私が気づいたのは、母が70歳を過ぎたころでした。ずっと、厚手で締めつけるタイプのストッキングをはいていたようですが、あるとき、「あっちゃん、お母さんなんかね、出てきちゃうんだよねぇ」と、打ち明けてくれたのです。

そのきっかけとなったのが、前著『潤うからだ』でした。「あっちゃんの研究している植物の本なのかと思って読んだら、ちょっとびっくりしちゃって……」と言いつつ、母なりに、腟まわりの大切さに気づいてくれたようでした。

それを聞いた私は、お世話になっている婦人科の先生に相談しました。最初は手術をしなくてもすむ、シリコン製のペッサリーというリング状の器具を腟に挿入する処置をしていたのですが、交換を含めた定期的な管理が必要なため、子宮を摘出し、弱くなった骨盤底筋を補強する手術を行いました。

術後、母は1週間ほどで退院し、いまはもう、子宮脱を気にすることなく、健康のために毎日1~2時間は元気に歩いています。

母の世代の女性は、子宮脱の症状があっても、「そんなことは誰にも言えない」とか、ましてや「子どもに相談することではない」と、我慢したり、隠していたり。「やっぱり、実際にそうなんだ」と判明したのは、私が母の経験をラジオやメディアで話すようになってからです。「じつは私もなんだけど」「お医者さんを紹介してほしい」という、母の友人が続出しました。

いまの老年期の方は我慢してしまうことが多いので、もし、身近な方から思いあたる話を聞くことがあったら、婦人科の受診をすすめてあげてください。

老年期前、更年期世代の人は、子宮脱の予防として、「骨盤底筋を鍛えること」が大切です。前かがみの姿勢も、内臓下垂を起こしやすくするため、姿勢を正しく整えることも意識しましょう。また、骨盤底筋を鍛えるストレッチなど、軽い体操を習慣にすることで予防は可能になります。

ただ、尿もれなど、すでに膣のゆるみの症状が出ている人は、婦人科や皮膚科などのクリニックを早めに受診しましょう。

膣を鍛える「膣ボール」という商品の紹介や、現状の膣圧を測ってくれるところもありますし、骨盤底筋やさらに深部のインナーマッスルにアプローチし、膣まわりを締める効果の高い最新の医療マシンで治療ができるところも増えています（２４５ページ参照）。

『おむつをはきたくない』

——おむつの話

日本では高齢になると、おむつをはく確率が非常に高いように思います。また、不安だからはいていると安心、といったようなイメージもついていますね。しかし、老年期を迎えておむつをはくという行為は、一体人にどのような影響を及ぼすのか。みなさんは、その現実を想像してみたことがありますか?

私は植物療法士として、もう13年間、月に一度、広島にある医療法人社団「八千代会」に伺い、植物療法を用いたケアについての研究や、スタッフの方への指導をさせていただいています。

人生はいま、100年時代。だからこそ自分自身のからだのしくみを知り、100歳までも健やかで、潤い続けるためのセルフケアのお話もしています。

現場で目の当たりにするのは、精神的な面でいうと、おむつが外せなくなることで、自尊心を保つのが難しくなるという現実。もっともプライベートな場所である膣まわりと排泄物を他人に世話してもらうことは、どんな人でも、羞恥心や引け目を感じないわけにはいかないものです。また、自身の老いを突きつけられることに、意気消沈してしまう方も少なくありません。

一方で、おむつ生活に慣れていくと、私たちの意識は膣まわりに向かなくなっていきます。もともと人は尿意や便意を感じると、自然と膣や肛門を締め、「トイレを我慢する」ということをしています。しかし、おむつをはくことでその必要性がなくなると、いつの間にか膣まわりへ意識が向かわなくなり、尿も便も、自然にまかせて出ていくことに抵抗がなくなってしまうのです。

また介護の現場では、入居されている方々の膣まわりやお尻を実際に拝見することもありますが、おむつを外すと、そこには、とても悲惨なことが起きている現実があります。

アンダーヘアを処理していないご婦人の中には、膣まわりが痛々しくただれ、皮膚がひび割れて血がにじんでいるケースも。いくらスタッフが丁寧にケアをしても、どうしても尿や便が毛にこびりつき、皮膚に付着してしまうのです。便には酵素成分が含まれていますから、皮膚を溶かし、それはやがて褥瘡《じょくそう》（寝たきりの状態で、皮膚の血流が滞ってしまうこと）へと広がっていきます。悪化した皮膚を蒸しタオルで拭くことで、ますます乾燥が進む。そんな悪循環に陥ってしまいます。

ただでさえ、恥ずかしさや後ろめたさに苛《さいな》まれているところに、頻繁《ひんぱん》にくり返される膣まわりの痛み……。そして、耐えがたい状況が続くと、人は自分の尊厳を守るため、少しずつ認知症を進行させていくと言われています。

私が介護施設で経験しているこの状況は、決して、ごく一部の人たちの話ではありません。在宅から入居されて、その状況にはじめて気がつくのです。

けれども、もしも日本の大半の女性が、若いころから膣まわりのケアを当然の習慣にしていく未来が訪れたならば、たとえおむつをはく状況になったとしても、もっと快適に過ごせるはずです。そもそも、歳を重ねても、潤いと弾力のある健康的な膣まわりが維持されていれば、おむつをはくこと自体を避けられるかもしれません。

介護の現場を目の当たりにするたびに、そんな未来を想像し、膣まわりのケアの重要性を、よりいっそう広くお伝えしていきたいと考えずにはいられないのです。

『自立して生きていたい』

――介護と膣まわりの関係

前ページでご紹介した、広島にある医療法人社団「八千代会」の副理事長を務める姜慧《かんへ》さんは、10年前に視察のため、ヨーロッパの施設を訪問され、日本とのあまりの違いに愕然《がくぜん》とされたそうです。

とある介護施設では、ランチのときに男性が悠々とワインを飲み、葉巻をくゆらせていたそう。たとえ施設に入っても、自分のライフスタイルは決してくずさない。そして施設側も、そうした気持ちを尊重している。栄養価を細かく計算された定食をどれだけ食べたか点数化し、食事時間も決められている日本とはそもそもの考え方が違っていたそうです。

そしてその5年後、今度は看護スタッフが視察に訪れたヨーロッパで、さらに驚くことがありました。それは「排泄ケア」のこと。

日本の介護施設では、ほとんど不可避なことのように考えられているおむつが、ほとんど使われていなかったというのです。ヨーロッパの介護施設でおむつが必要となるのは、ご本人の体調が相当悪化されてから。せいぜい、亡くなる2〜3週間前からだそうです。

一体、この大きな差は、どこから生まれるのでしょうか?

一番の理由は、ヨーロッパでは若いうちから日常的に膣まわりのケアが行われていることではないかと思います。

ヨーロッパの女性たちは、少女時代に、母親から「膣まわりがいかに大切な場所か」について教わります。そうして、自分のからだの一部としてきちんと向き合い、顔と同じようにスキンケアをするなど丁寧に扱っていく習慣が根づいていくのです。
そんな彼女たちの膣まわりは、老年期に入っても、多くの場合、きちんと潤い、ふっくらとした弾力を保っています。尿道も肛門もきゅっと締めることができるので、簡単におむつをはくこともありません。けれど、それ以上に大事なことは、整った膣まわりが女性としての意識を高め、自分を愛おしむ気持ちをもたらしてくれることです。だからこそ、フランスをはじめとするヨーロッパの女性たちは、70代や80代になっても普通に恋をしてセックスをします。いつまでも、女性としての生き方を謳歌《おうか》し続けられるのです。

姜さんとの出会いは、お母さまががんを患った、終末期のころでした。独学でアロマテラピーやリフレクソロジーを学ばれて、鍼灸《しんきゅう》の学校に通い、資格も修得される中で、植物療法の存在を知ったのだそう。手術をしてからのお母さまは、浮腫《ふしゅ》による激しい痛みを訴え、「はたから見てもとても痛々しいもので、母の痛みを和らげたくて、少しでもよいと思うものがあれば、それを試したかった」とのこと。

足が浮腫になると、やはり自立歩行でトイレに行くことが難しくなります。浮腫、褥瘡《じょくそう》、皮膚の乾燥のつらさには、皮膚に浸透のよい植物油に漢方の数種類のエキス、そして精油のサイプレス、ジュニパーなども役に立ちますから、そうした植物療法のオイルを使って、お母さまのマッサージを行いました。すると、それまで動くことができなかったお母さまが、そのときは起き上がることができたのです。

このときの経験がきっかけとなって、姜さんがご自身の介護施設に植物療法を取り入れることになり、ご縁はいまに繋がっています。

いまや日本は、「3人に1人が65歳以上の高齢者」という超高齢社会に突入。そしてこの比率は、今後、ますます増えていくだろうと予測されています。

果たして、いまの40～50代が高齢者になるころ、世話をしてくれる人はいるでしょうか？　介護施設に空きがあるかどうかさえわからない状況では、いま以上に、ひとりひとりが自立して生きていくことが重要になっていくはずです。
そのためにもっとも重要なことは、いうまでもなく健康。そして、女性がいきいきと生きていくためには、腟まわりの健やかさが欠かせないのです。施設や病院に入ることになった場合でも、整った腟まわりは、介護の質を大きく変えてくれるでしょう。

日常的に腟まわりのケアをしていくことで、人生100年時代を、女性として健康的に生きていきましょう。ご自身はもちろん、まずは、お母さまなど身近な方と、未来のための腟まわりケアの大切さについて、話し合ってみてはいかがでしょうか。

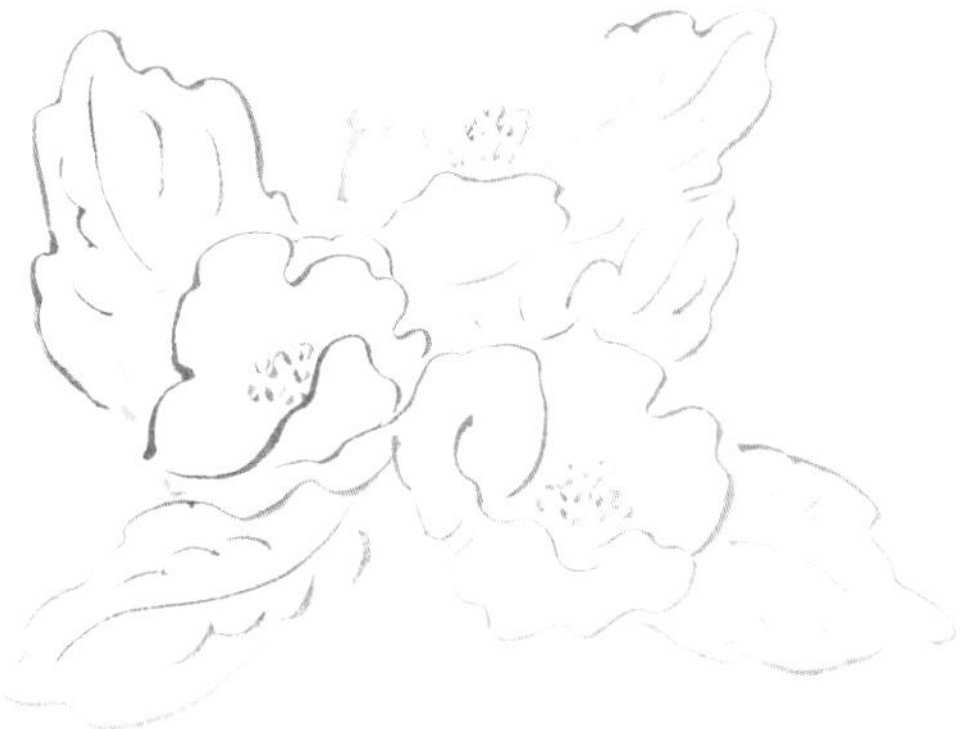

『ピンピンコロリで逝きたい』

——健康に生きて、健康に死ぬということ

156ページでは、私の夫の祖母のお話をしました。戦争中、爆撃が続く中でも、13人の子どもを産み、育てた、あのおばあちゃんの話です。

彼女は、13人の子どもを産み、96歳で亡くなりました。

亡くなる直前も、裸眼で新聞を読めるほどに元気だった祖母ですが、うっかり転んで足を骨折し、入院することになってしまったのです。病気で入院したのではなかったことや、祖母自身が元気だったこと、そして偶然、私と夫が入院先の近くにいたことなど、いろいろなことが重なって、義父母には「私たち

が診ているから、大丈夫だよ」と、伝えました。いま思うと、その偶然がすべて不思議なのですが、そのときなぜか、(私が病院に行かなくちゃ!)と、強く思ったのです。

病院のベッドのそばで、「13人も子どもを産んだからだなのね」と思いながら、その薄く、ぺったんこになったからだや足をマッサージしていると、祖母が突然、夫と私に向かって、

「あっちゃん、てっちゃん(夫の名前)、ありがとうね。なんか、からだが痛いから、病院に行きたい」と言うのです。

(あれ?　ここはもう病院なのに、おばあちゃん、どうしたのかな?)と思ったのもつかの間。祖母は再び、

「てっちゃん。もう行くね」と告げて、私たちの目の前で、祖母はゆっくりと息を引き取ったのです。

私と夫は慌てて、「おばあちゃん！　息をして！」と叫んだのですが、祖母は穏やかな様子のまま、最後に息をゆっくりと吸い込んで、本当に美しく亡くなりました。

人は亡くなるときに、本当に「息を引き取るのだ」と、祖母は身をもって、きれいな姿のまま、その真実を私に教えてくれたようでした。

私が展開している植物療法のブランド用ハーブの生産でお世話になった、生産者のおばあちゃんにも、同様のことがありました。畑で仕事をしている最中、「ちょっと横になったと思ったら、そのまま寝転んで、静かに息を引き取った」というのです。

この世代の女性たちは、インターネットで余計な情報を見ることもなく、夜暗くなれば眠り、パートナーと愛し合い、朝明るくなれば起きて、日の光を浴びながらからだを動かして、ただ働く。そんなふうに、人間本来のリズムで生をまっとうしてきた女性たちは、「健康に生きて、健康なまま死ぬ」ことができることを学びました。

いま、中年以降の大多数が憧れる「ピンピンコロリ」の本質は何か。その大切なことを、私は夫の祖母や、生産者のおばあちゃんたちから教わったように感じたのです。自分ごとではありますが、「私には、それを伝える役割があるんだ」と、改めて、背筋が伸びる思いがしました。

読者の方々の中には、まだ若くて、そんな話はリアリティのない、遠い先のことと思う方もいるかもしれません。けれど「健康な死に方」とはどういうものか、記憶の片隅にでもいいので、そっと置いていただけると嬉しいと思います。

『いま、変革のとき』

――私の理想の老年期

私はいま、58歳。老年期に入る直前ですが、希望に満ちあふれています。
気力と体力さえあれば、何歳でも夢に向かって歩んでいくことができる。
そのことを、ここでお伝えしたいと思います。

私の夢は、「訪問看護ステーションを作ること」です。

訪問看護ステーションとは、住み慣れた自宅で療養生活が送れるように、医師やほかの医療専門職、ケアマネジャーなどと連携し、訪問看護サービスを提供すること。患者さんの生活をサポートするとともに、自立支援も行います。

対象は、赤ちゃんからお年寄りまでのすべての年齢の人で、疾病・障がいを持ち、療養しながら家庭生活を送っている人です。患者さん本人だけでなく、支えている家族のサポートも含まれます。

20年来のこの夢が、２０２３年秋以降、ようやく叶う日を迎えようとしています。

私は実際に、愛知県の東三河、豊橋、長野県大町に、この訪問看護ステーションを立ち上げるのです。

先述した、広島の姜さんとともに13年間、私がフランスで学んだ植物療法を取り入れたケアのデータをずっと取り続けてきました。主には浮腫《ふしゅ》による痛みの緩和や、褥瘡《じょくそう》などのケア、腟まわりのケア、口腔ケアですが、これからは行政や企業ともタッグを組んで、老年期だけではなく、産前産後の在宅ケアも行っていく予定です。

私自身の老年期の夢は、こうした活動すべてに、いまの情熱を注いでいくことです。

20代のころ、客室乗務員として航空会社に勤務していましたが、ダストアレルギーによる気管支ぜんそくで8ヶ月もの長期入院をしました。薬の副作用で髪が抜け、かつらに頼るなどの大病を患った分、人とは少し違う死生観をもつようになったのかもしれません。

私自身も救われた植物療法のこと。

フランスで学んだ、腟まわりのケアの大切さ。

それらを、誰と、どんなふうに社会で実現していくことができるのか。

そのビジョンを描くことで、365日いつも、頭の中はいっぱいなのです。

「なぜ、そういうことがやりたいと思ったのですか?」とよく聞かれるのですが、恥ずかしながら、自分でもその理由はよくわからないのです。ただ、ビジョンを描いて、それを実現していく方法を考えることが、好きで好きで、やりたくてやりたくて仕方がない。気がつくと、自然にからだが動いているのです。

その理由はたったひと言。「楽しいから」。

「もっと、こういうことをすれば、子どもたちの性は守られるのではないか」

「もっと、あんなことをすれば、女性は自分を後回しにすることなく、性を謳歌できるのではないか」

「膣まわりのケアが常識になれば、更年期がもっとラクに、老年期もおむつが不要になるのではないか」

本書でお伝えしたことは、私がずっと妄想し、ビジョンを描いてきたことばかりなのですが、それらのことを考え始めるともう、止まらなくなってしまうのです。

ただ、これからは飽くなき好奇心のままに突っ走るのではなく、その道のプロの方々と協同しながら、女性の性というものを通じて、エンパワーメントを高めていきたい。健康への道を実現させていきたい。老年期もずっと、小学校の校長先生として、また土壌学・地質学の研究者として活躍した母のように、私も、ずっと、この道を続けていきたいと思っています。

私もやがて歳を重ね、老年期に入っていきます。

そのときは、渡すべきバトンを次世代の人に渡し、次世代の人もまた、次の世代へと、必要なことが分断されることなく渡されていく。そうして、この国の、「性の当たり前」を取り払うことができれば、これまでの常識はひっくり返ると信じています。

私が80歳になったとき、「あのころ、本でたくさん性のことを伝えたけれど、いまはそんなことは当たり前になったね」と、仲間同士で笑い合う未来が来ることを、こころから祈っています。

そう考えると、「いま、めちゃくちゃ面白い、変革の時代を生きているな」と、ワクワクの武者震いがまた、止まらなくなってしまうのです。

Epilogue

——エピローグ

本書を書くにあたり、土台となった「性科学」との出会いは、植物療法（フィトテラピー）を学ぶために訪れたパリでのことでした。

私の植物療法の恩師は、パリ13大学元教授で、婦人科医であるベランジエール・アルナール先生。アルナール先生は、乳がん、子宮がんをはじめとする婦人科疾患を治療するとともに、植物療法を行う世界的に著名な先生であり、性科学の博士号を取得されている方でもあります。

性科学とは、非常に多くの分野にまたがる生命科学の学問であることを学び、当時の私はとても驚いたものです。

とくに大きな発見だったのは、「性に対するネガティブな抑圧から解放され、センシュアリティを開いていくことで、人生はもっと自由に、幸せになれる」ということ。それは、いまこの瞬間の生命を湧き上がらせ、未来を創りたいと強く願う、人の生命力そのものです。
そして、この性科学との出会いが、私のその後の人生を激変させることになりました。

2017年に『潤うからだ』を出版する以前、性科学が一般的ではない日本では、女性の膣まわりに関する話題を口にするのはご法度でした。女性にとって大切なことであるにもかかわらず、「そんな話は聞きたくない」という拒絶反応を示す風潮が強く、情報を流布させることすら、本当に難しい世の中でした。本を上梓した当時も、PRとして広告を打つために動いてくださった編集の方から、「〝膣〟という言葉は卑猥《ひわい》なイメージなので、広告には使えませんと言われてしまいました」という話を聞いて驚くと同時に、この国の性に対する壁の厚さを再認識させられました。

けれど出版以降、風向きは大きく変わりました。

「もしかすると腟まわりのことって、ものすごく大切なことなのでは？」

そんなふうに、女性たちの意識の変化、時代の大きなうねりのようなものを感じたのです。その背景には間違いなく『潤うからだ』の出版があり、新たな地平を拓いたと確信しています。

それからは私自身の活動にも勢いがつき、講演会やセミナーなど、さまざまなところからお声がけをいただいて、腟まわりの大切さを多くの方にお話しする機会を得ました。2021年には伊勢丹新宿店でのフェムテックのポップアップショップも開催、続く2022年にはELLE誌の「世界を変える女性100人」に選出。逆風が吹く中でもこれまでの活動が評価され、認められたことをこころより嬉しく思っています。

経済産業省によると「2025年には年に約2兆円の経済効果が期待される」とも言われるほど、フェムテックは一大産業に発展しています。ビジネスとしては盛り上がりを見せる一方で、積極的に腟ケアをライフスタイルに取り入れている女性はというと……じつはまだほんのひと握りです。フェムテックをたんなるブームで終わらせないためには、女性ひとりひとりが、性を、からだを、「自分ごと」として受け止めていく意識改革が欠かせないのです。

この新たな時代の第一歩となるのが、本書です。すべての女性は、自身の一生を通じて、自分のからだのことに見て見ぬふりをしないでほしい。どの年代であっても、こころもからだも、女性という性を大切に慈しんでほしい。そういった想いから『私のからだの物語』というタイトルも生まれました。

本書が発売されるころには、本文でもご紹介した通り、長年の夢だった「訪問看護ステーション」がスタートを切っていることでしょう。姜慧さんが副理事長を務める広島の医療法人社団「八千代会」でのケアの実績をもとに、東大のチームと共同研究を行っている、植物療法を取り入れた陰部洗浄フォーム（入浴ができない、あるいはおむつをつけている人の陰部を清潔に保つためのもの）の開発も、２０２４年以降には形になっていきます。この陰部洗浄フォームの開発は、「介護の常識」を変えるとも言われているほど、期待されています。

私の夢がチームを作り、組織となり、アクションを起こす。このダイナミックな流れの中で、「私は女性のエンパワーメントを高めるサポートができる人間になりたい！」と、いまこの瞬間も強く願っています。

世間では「膣まわり」という言葉を使うことがはばかられたころに、『潤うからだ』の出版を英断し、今回も新たな扉を開いてくださったワニブックス編集長の青柳有紀さん。本書では、「女性の性を切り拓いていく人」という大きな意味をもって、「フェムティスト」という新しい肩書を提案していただきました。同じくずっと私の本に携わってくださっている編集の川上隆子さん、専門的な知識を、読者の方が受けとりやすいよう、わかりやすくまとめてくださったライターの井尾淳子さん、女性性をやさしく、素敵な装画にしてくださった北澤平祐さん。本書にかかわってくださったすべてのみなさんに、こころから感謝をお伝えしたいと思います。

最後に、この本を手に取ってくださった読者のみなさま。本当にありがとうございました。

「人間の強さは自尊心にあり、
やさしさは使命感にあるのではないか」

この言葉をいつも胸において、世の中のすべての女性たちが、強くやさしく、おおらかに輝いて、自由に人生を送ることを願っています。

２０２３年10月　森田敦子

コスメキッチン　エルボリステリア

問い合わせ：03-5774-5565

2014年4月より、森田敦子とコスメキッチンがコラボレートして作られたハーブ薬局「エルボリステリア」。フランス同様、さまざまな不調に対応できる植物の薬局のような存在。フランス語で「タンチュメール」と呼ばれるハーブ浸出液や、「ティザンヌ」と呼ばれるドライハーブティーなどを販売している。全国のコスメキッチンにて展開中。

一般財団法人　日本女性財団

東京都千代田区大手町1-6-1
大手町ビル1.2階　SPACES 大手町
問い合わせ：03-5211-8522
info@japan-women-foundation.org

女性の生涯のWell-being（心身と社会的な健康、幸福を意味する概念）と、活躍を実現するため、医療・福祉・政治・経済が連携し、国政に声を届ける団体。婦人科のドクターである対馬ルリ子氏が代表理事を務める。包括的に女性の人生を支え、救済して乗せる母船（femship：フェムシップ）をイメージし、支援を必要としている女性たちを、フェムシップドクターや支援団体が窓口となって、適切な専門機関、継続的な支援に繋いでいる。

WOMB LABO

http://womblabo.com/
Instagram　@womblabo

森田敦子が処方開発したブランド「INTIME ORGANIQUE」、「Waphyto」、「Mesoin」、「Herboristerie」をはじめ、女性の健康課題に寄り添う吸水ショーツや月経カップ、膣トレグッズ等のフェムケアアイテム約60ブランド200品目を取りそろえているフェムケアセレクトショップのほか、センシュアリティケアをサポートするフェムケア・ウェルネスメディアを展開中。

対馬ルリ子女性ライフクリニック銀座

東京都中央区銀座2-6-5 銀座トレシャス7F
問い合わせ：03-3538-0270　https://w-wellness.com/wp/

女性の健康と心を生涯にわたってトータルケアする、女性医師のみのクリニック。女性検診・カウンセリング。婦人科、産科、乳腺外来、内科、皮膚科、骨盤指導、フェム外来、漢方、ダイエット・心理などの診療をはじめ、女性総合検診や総合カウンセリングなど、女性の年代別の検診も充実している。

小川クリニック

東京都豊島区南長崎6-7-11
問い合わせ：03-3951-0356　https://www.ogawaclinic.or.jp/clinic/

思春期からシニア以降まで、幅広い年代の女性の悩みに応える婦人科クリニック。主な診療内容は、婦人科、妊婦健診、レディースドック、ブライダルチェック、不妊治療、中絶手術、膣レーザー。超音波診断装置、レントゲン装置、分娩監視装置、高性能心電図などの最新医療機器が充実し、多数の大学病院とも提携している。

渋谷イーストクリニック

東京都渋谷区渋谷1-15-19 ラコステビル3F
問い合わせ：03-3486-8603　https://shibuya-east.com/

「ナチュラルアンチエイジング」を大切に、形成外科・美容皮膚科の診療を行う。手術は日本形成外科学会認定・形成外科専門医の資格を有する院長自身が行うことで定評が高い（膣レーザーなどのフェムゾーン治療の担当は女性専門医が担当）。骨盤底筋群を鍛える治療機器ほか、最新機器が多数充実。

東峯婦人クリニック

東京都江東区木場5-3-10
連絡先：03-3630-0303　https://www.toho-clinic.or.jp/

妊娠出産をはじめ、思春期、更年期、老年期の女性に寄り添い、40年以上診察を続けている。3代にわたり通院する患者も多く、院長の人柄やデリケートな治療など、女性の生涯をサポートするトータルケア医院として信頼が厚い。最新の乳がん検診機器も導入。多数の大学病院とも連携。

女性医療クリニック LUNA

神奈川県横浜市中区元町1-32
問い合わせ：初診専用コールセンター 045-662-0618　https://www.luna-clinic.jp/

「世界標準のレベルの高い女性医療」「自助的（セルフヘルプ）な医療」がコンセプト。女性医師団が幅広い症状や悩みに対応。診療内容は、婦人科、乳腺外科、女性検診、女性泌尿器科、女性内科、女性骨盤底機能全般、膣医療、女性性機能不全（FSD）、美容皮膚科、形成外科、医療アートメイクなど。

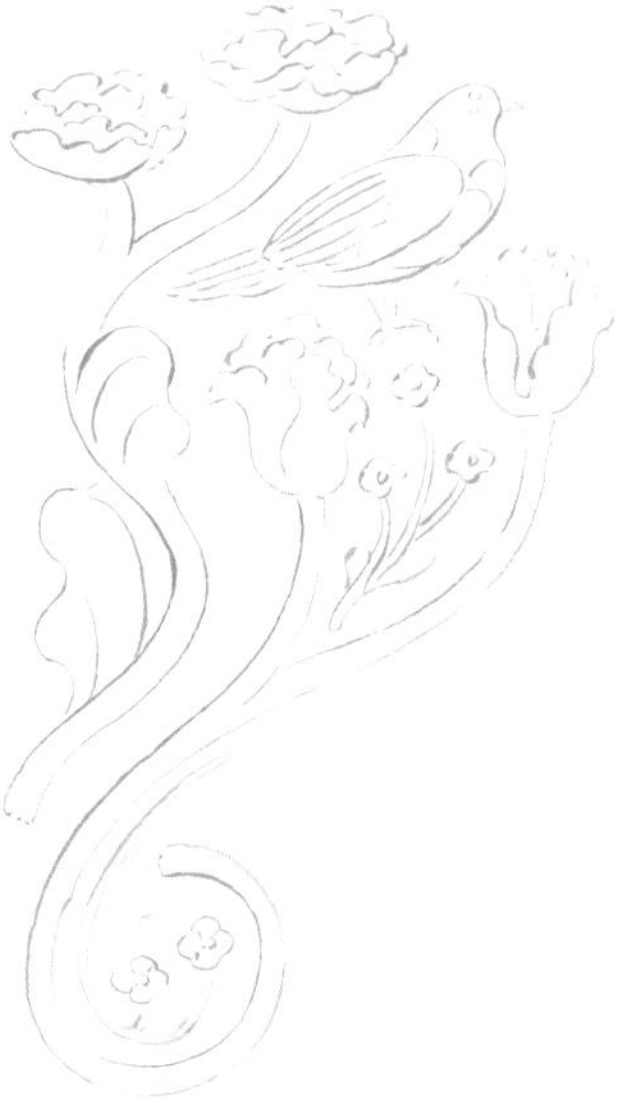

私のからだの物語

森田敦子　著

2023年12月8日　初版発行
2024年４月1日　２版発行

Staff
装画・本文イラスト　北澤平祐
デザイン　渡辺綾子
文　井尾淳子
本文図版　永井麻美子
校正　玄冬書林
協力　サンルイ・インターナショナル
編集協力　国実マヤコ
編集　青柳有紀　川上隆子（ワニブックス）

発行者　横内正昭
発行所　株式会社ワニブックス
〒150-8482
東京都渋谷区恵比寿4-4-9　えびす大黒ビル
ワニブックスHP　http://www.wani.co.jp/

お問い合わせはメールで受け付けております。
HPより「お問い合わせ」へお進みください。
※内容によりましてはお答えできない場合がございます。

印刷所　TOPPAN株式会社
DTP　三協美術
製本所　ナショナル製本

定価はカバーに表示してあります。

ISBN978-4-8470-7367-0